Avoir un ventre tonique

Renforcer son plancher pelvien au quotidien

IRENE LANG-REEVES

• Une force et une vitalité accrues au jour le jour
• Des exercices simples pour intégrer les principes du renforcement
• Des conseils pour mobiliser son plancher pelvien discrètement, assise, debout ou en mouvement

VIGOT

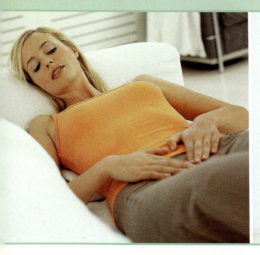
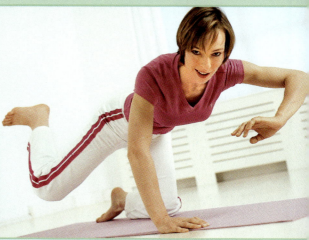

Avant-propos   5

> **INTRODUCTION**

**Un plancher pelvien en bonne
santé la vie durant**   7

**L'intérêt d'un plancher pelvien
tonique**   8
Base solide pour le mouvement et l'effort   9
L'anatomie explique bien des choses   13
Entretien : le tabou de l'incontinence   18
Problèmes de plancher pelvien   19

Corps, mode d'emploi   23
Mode de vie moderne
et gènes préhistoriques   23
Apprentissage et conduite
des mouvements   27
*Entretien : entraînement quotidien –
idéal pour les jeunes mamans*   31

**Retrouver l'intégralité
de sa compétence motrice**   32
Vivre avec participation active
du plancher pelvien   32

N'oubliez pas de respirer !   38
Comment vous entraîner avec ce livre   40

> **PRATIQUE**

S'entraîner au quotidien   47

**Première étape :
apprendre à connaître**   48
Exploration plan par plan   50
Bascule du bassin   52
Sécurité maximale   54
Relaxation approfondie   56

**Deuxième étape :
épanouissement de la force**   58
Plan superficiel   60
Plan moyen   62
Plan profond   64
Tous plans confondus   66
Dos rond / dos plat   68
*Les questions les plus fréquentes :
« Peut-il arriver que… ? »*   69

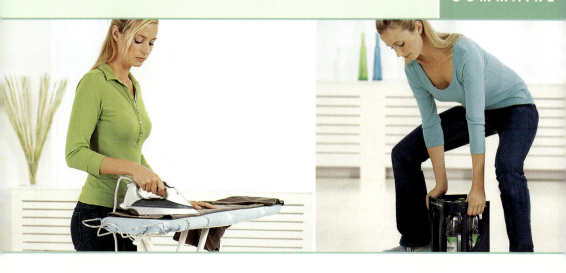

**Troisième étape :
les principes moteurs de l'activation 70**

Abaissement du centre de gravité	71
Force émanant du ventre	72
Force musculaire plutôt que prise d'élan	74
Laisser venir la vague	76
Pelvis et plancher	76
Position de fente	78
Axe de force	81
Mouvements vrillés	82
Recherche d'équilibre	83

**Quatrième étape :
assise ou debout, mais dynamique 86**

Assise sans mollir	88
Besoin d'agir	90
Bien d'aplomb	92
Station dynamique	95

**Cinquième étape :
démarche énergique 97**

Marcher avec participation active du plancher pelvien	99
Rouler sans heurts	101

Escaliers	102
Porter	104
La tête haute	105
Les questions les plus fréquentes : « Comment faire… ? »	106

**Sixième étape :
transformer l'effort en plaisir 107**

Se baisser et soulever	108
S'entraîner en faisant le ménage	113
Les jeunes mamans travaillent dur	115
Les questions les plus fréquentes : Autour de la grossesse et de l'accouchement	117
Jardiner dans les règles	118
Plancher pelvien et sport	119

❯ ANNEXES

Index	124
L'essentiel en un clin d'œil	**128**

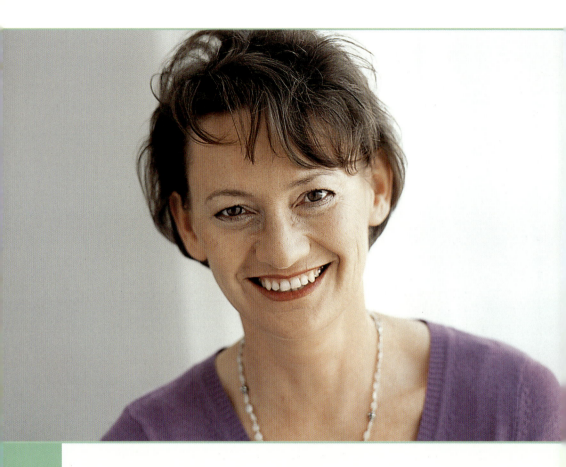

Irene Lang-Reeves est biologiste, praticienne de santé et psychothérapeute corporelle. Tout au long de ses nombreuses années d'activité, elle a pu mesurer à quel point l'entraînement du plancher pelvien était source de force et d'énergie pour ses patientes. Aussi a-t-elle finalement décidé de faire de cette discipline sa spécialité. Chercheuse infatigable, elle s'est penchée sur toutes les formes d'exercice, de l'aïkido jusqu'aux moindres gestes de la vie courante, comme vider le lave-vaisselle ou passer l'aspirateur. Forte de cette expérience, elle a conçu une approche originale, baptisée « plancher pelvien en mouvement ». Dans son cabinet, en Bavière, elle propose des cours individuels et collectifs visant aussi bien à la prévention qu'au renforcement actif en cas de troubles. Par ailleurs, elle dirige deux formations, l'une plutôt destinée aux professionnels de santé, l'autre s'adressant au grand public pour une meilleure intégration de l'entraînement du plancher pelvien dans le quotidien.

Avant-propos

Vous savez déjà certainement, pour l'avoir lu ou entendu dire, qu'il est important de faire régulièrement travailler son plancher pelvien, non seulement à titre préventif ou curatif, mais aussi pour avoir plus de tonus et d'énergie au quotidien. Il se peut que votre emploi du temps ne vous permette pas de vous entraîner autant qu'il le faudrait, ou bien que cela vous casse tout simplement les pieds. J'ai l'habitude, dans mes cours, d'entendre les débutantes soupirer en arrivant. C'est cette absence de motivation, très courante en ce qui concerne le renforcement musculaire en général, qui m'a incitée à réfléchir aux possibilités de renforcement intégré, c'est-à-dire à des exercices pouvant être exécutés dans le cadre des activités quotidiennes au point de se confondre avec elles. Car, à quoi bon connaître les meilleurs mouvements si cela reste lettre morte ? En outre, l'idée de faire de nécessité vertu, en intégrant l'entraînement dans la vie quotidienne, a quelque chose de satisfaisant. En soi, il n'y a là rien de vraiment nouveau, mais la plupart des approches existantes sont très générales ou se résument à une simple énumération de conseils. Étant quelqu'un d'extrêmement pratique, j'aime que les choses soient simples et efficaces. C'est pourquoi j'ai voulu développer une méthode de renforcement vraiment adaptée au quotidien : facile à apprendre et à mettre en pratique. Ma formation de scientifique et le fait d'avoir au départ une constitution pas très robuste m'y ont aidée.

Avec cet ouvrage, je souhaite vous faire partager, sous forme condensée, les résultats de mes recherches. Vous apprendrez ainsi – en six étapes – comment faire participer activement votre plancher pelvien à toutes les tâches de la vie quotidienne sans jamais demander à votre corps de faire quoi que ce soit qui aille à l'encontre de sa nature. Votre manière de voir les choses et d'aborder la vie s'en trouvera complètement modifiée.

Le renforcement du plancher pelvien a changé ma vie : je suis plus active, je me sens plus en forme et je fais plus jeune.

Je souhaite que l'entraînement du plancher pelvien dynamise et optimise votre vie comme il l'a fait pour la mienne, celle de mes patientes et de mes élèves – qu'il vous apporte santé, joie de vivre et énergie au quotidien !

Irene Lang-Reeves

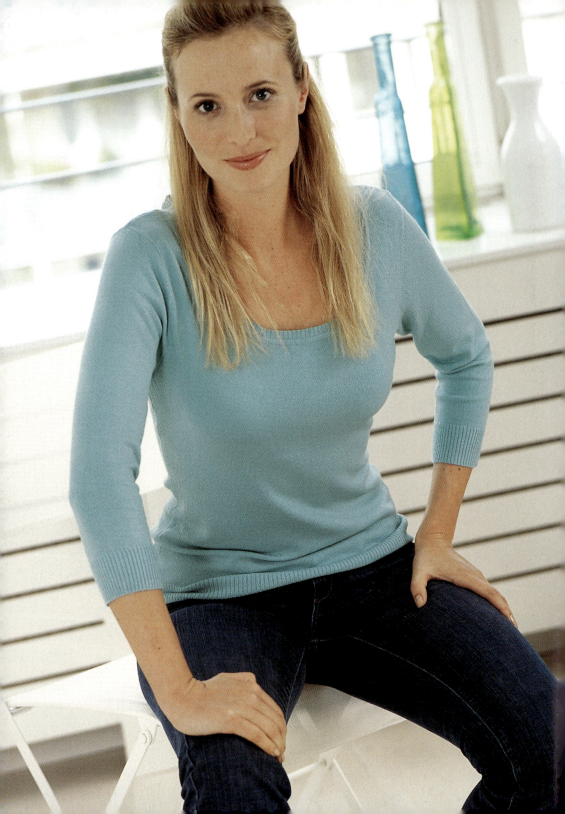

Un plancher pelvien en bonne santé
la vie durant

Le plancher pelvien est un bien précieux. Malheureusement cette centrale énergétique située au centre de notre corps reste trop souvent inexploitée et pose plus de problèmes qu'elle ne rend service. Pourtant, rien n'est en soit plus simple que de mobiliser cette énergie et de maintenir la source en activité par un travail à la fois respectueux de la physiologie et parfaitement en phase avec notre mode de vie, afin de conserver ou recouvrer la santé.

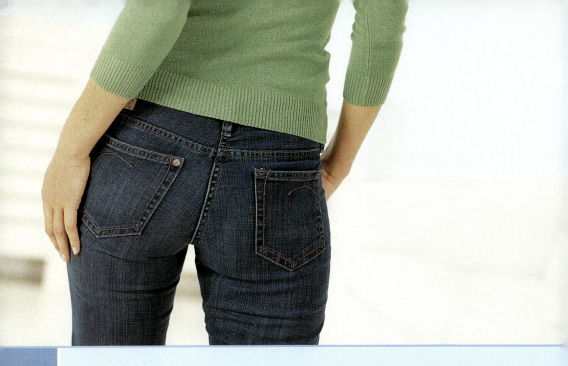

L'intérêt d'un plancher pelvien tonique

Pourquoi faire si grand cas de quelques petits muscles difficilement localisables? L'ensemble n'est pas plus étendu que la paume de la main, et pourtant, depuis quelque temps, les magazines de santé ne parlent que de ça. S'agit-il d'une énième tendance, vouée, comme tout phénomène de mode, à sombrer rapidement dans l'oubli? Je ne le pense pas. Si le plancher pelvien est devenu un sujet de conversation, c'est qu'un tabou est en train de tomber. Nous pouvons désormais évoquer plus librement cette partie de notre corps. Et il était temps, car elle recèle un énorme potentiel! Il serait absurde de croire que le plancher pelvien est un sujet qui ne concerne que les femmes enceintes et les personnes âgées. Ces muscles jouent en effet un rôle essentiel chez tout le monde, quel que soit l'âge ou le sexe.

Chacun sait que la continence (étanchéité) dépend en grande partie de la tonicité du plancher pelvien. Cela devrait faire réfléchir. Mais ce n'est pas tout. Il faut aussi bien avoir présent à l'esprit que, du fait de l'endroit où ses muscles se situent, c'est-à-dire à la base du tronc – qu'il clôt et soutient – et à la jonction entre partie inférieure et partie supérieure du corps, il joue forcément un rôle clé dans le maintien et la coordination des mouvements.

La façon qu'a notre bassin de bouger reflète ce que nous ressentons et informe sur notre sexualité, notre vigueur et notre attitude face à la vie en général. En tonifiant votre plancher pelvien, vous gagnerez à coup sûr en vitalité et donnerez une image positive de vous-même.

Peut-être êtes-vous en train de soupirer en vous disant que si vous arriviez à ressentir votre plancher pelvien ou si celui-ci était capable de remplir normalement ses fonctions, ce serait déjà pas mal.

Les fuites urinaires sont assez fréquentes, même chez les femmes jeunes, soit après un accouchement, soit en raison d'une vessie hyperactive. Après la ménopause, le problème est encore plus répandu. Beaucoup de femmes, voyant comment les choses se passent pour leur mère et craignant d'avoir hérité d'un tissu conjonctif faible, souhaitent désormais prendre les devants.

Base solide pour le mouvement et l'effort

Qu'entend-on exactement par renforcement du plancher pelvien? Prise de masse musculaire? Contraction permanente? Si c'est ça, à quoi bon? Face à ces questions, beaucoup de femmes répondent qu'elles préféreraient pouvoir faire comme si ces muscles n'existaient pas. Or c'est exactement ce que nous recherchons. Un plancher pelvien tonique réagit toujours de manière adéquate. Il se contracte automatiquement en cas d'effort intense et se relâche complètement à chaque fois que la situation le permet. Il constitue un ensemble de muscles vivants et souples, capable aussi bien de travailler que de jouer et se reposer.

Et, accessoirement, amélioration des troubles

En renforçant son plancher pelvien, certains troubles peuvent s'améliorer, voire disparaître complètement. Si l'on est une femme et qu'on a accouché, on peut ainsi se rattraper en cas de négligence concernant la rééducation périnéale. On se sent alors suffisamment stable dans son bassin pour que la perspective de la

Ce livre n'est pas un manuel d'exercices au sens habituel. Il s'agit plutôt d'apprendre à son plancher pelvien à participer activement à tous les gestes de la vie quotidienne. Une fois cette aptitude acquise, plus aucun entraînement spécifique n'est nécessaire. Et comme on bouge alors plus volontiers, la vie de tous les jours devient une sorte de sport d'endurance qu'on pratiquerait sans y penser.

ménopause ne fasse plus peur. D'ici là on a chaque jour à sa disposition toute la force et l'énergie nécessaires. Et pour cela, pas besoin de suer sang et eau. Il suffit de réapprendre à se mouvoir comme il est naturel pour le corps de le faire.

Du centre jaillit la force

Vous voulez avoir plus de force sans pour autant ressembler à une culturiste ? À la fin d'une journée harassante, ne pas vous sentir HS, mais juste un peu fatiguée et toujours de bonne humeur ? Vous mouvoir avec grâce et légèreté ? Alors il est temps d'ouvrir la malle au trésor sur laquelle vous êtes assise.

Il y a des gens qui, malgré une apparence frêle, sont très puissants. Pensez par exemple aux acrobates, aux moines Shaolin, aux danseuses ou à certains ouvriers agricoles. Qu'ont-ils tous en commun ? Certainement pas de gros muscles. Ils doivent leur force à la coordination parfaite des gestes qu'ils exécutent quotidiennement. Toutes les chaînes musculaires fonctionnelles travaillent de concert. Pour cela chaque mouvement doit partir d'un centre commun, et ce centre moteur est le plancher pelvien.

Dans les arts asiatiques du mouvement, il est constamment question du Hara, force venant du ventre – chose, pour les Occidentaux que nous sommes, aussi étrange que fascinante. Cela paraît en revanche tellement évident aux maîtres orientaux qu'ils ont souvent du mal à expliquer de quoi il s'agit. Mais si, en faisant par exemple du Qi Gong, vous avez l'impression de ne plus pouvoir tenir longtemps une posture, il suffit de contracter très fort le plancher pelvien et vous constaterez que vous tenez. C'est ça le Hara !

Quand votre prof de fitness vous dit de contracter les fessiers, il ne vous demande pas simplement de serrer les fesses, mais aussi et surtout de mettre votre plancher pelvien en tension. De cette manière, vous parvenez à faire des mouvements difficiles sans trop de peine. Que ce soit en yoga, Tai Chi, Pilates, ski ou beach-volley – vous ne pourrez ainsi que vous améliorer. Tous les sports et arts du mouvement tablent en réalité sur le plancher pelvien, même si celui-ci est rarement mentionné nommément.

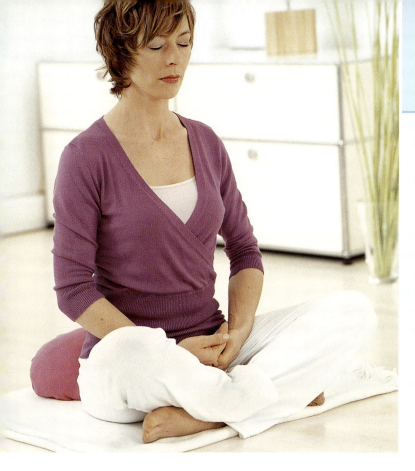

Établissez le contact avec la force qui se trouve dans votre bassin : vous récolterez ainsi calme et énergie.
La technique dite du Mula Bandha, bien connue des personnes qui pratiquent le Hatha Yoga, permet, par une contraction prolongée du plancher pelvien, sur l'inspiration comme sur l'expiration, de conserver plus longtemps l'énergie dans le corps et d'en apprécier toute la valeur.

Et il suffit d'avoir soulevé une fois dans sa vie une caisse lourde sans contracter le plancher pelvien, puis soulevé la même caisse en le contractant pour savoir à quel point la différence est grande en termes d'aisance et d'efficacité.

Laisser bouillonner la source d'énergie

Pourquoi le bassin est-il souvent perçu comme étant la source de l'énergie vitale ? Peut-être tout simplement parce que c'est là que se trouvent les organes sexuels, et que la sexualité est la force originelle, celle d'où jaillit la vie. En tout cas les muscles du plancher pelvien semblent parfaitement coïncider avec cette source. Par leur intermédiaire, nous pouvons puiser dans l'énergie vitale et l'utiliser – ou bien la laisser s'échapper. Le fait d'avoir un plancher pelvien tonique nous met en contact avec la force sexuelle originelle – indépendamment de la pratique sexuelle en tant que telle. Ce qu'il y a de particulier avec cette énergie, c'est qu'elle rend joyeux. Elle est si puissante que, grâce à elle, le corps et l'esprit sont capables de performances inouïes. Car elle a également pour effet d'activer le cerveau et de donner des ailes. Le plancher pelvien agit à la manière d'une dynamo, qui se charge en énergie sous l'effet du mouvement et alimente ensuite tout le corps.

Le fait d'avoir peu de contact avec cette source d'énergie n'empêche pas de vivre. Beaucoup d'individus sont d'ailleurs dans ce cas. Mais c'est un peu comme conduire une Ferrari sur autoroute et rester en première. Quand on veut accélérer, la voiture fait du bruit et fume, mais n'avance pas beaucoup plus vite.

Le simple fait de faire travailler régulièrement votre plancher pelvien peut vous changer la vie – en vous apportant au jour le jour toute l'énergie dont vous avez besoin.

Pour faire bouillonner la source, il faut premièrement un plancher pelvien tonique et, deuxièmement, un port droit afin que l'énergie produite puisse se maintenir dans le corps. La source est alors intarissable. Si, par contre, on se tient mal, l'énergie s'échappe avant qu'on ait eu le temps d'en faire quoi que ce soit.

Le fait d'avoir accès à cette source d'énergie a également un effet positif sur le psychisme. On a plus de ressort et d'espace à l'intérieur de soi. Bien sûr, le travail du plancher pelvien ne peut pas résoudre à lui tout seul les problèmes d'ordre psychique, mais il y contribue en mettant le physique au service du mental. Avoir plus d'énergie aide aussi à dissiper les tensions et à éprouver des sensations plus fortes dans les rapports sexuels.

Se recentrer – renouer avec soi-même

Il vous est certainement déjà arrivé de vous sentir complètement HS en rentrant du travail alors que, physiquement, vous n'aviez rien fait d'extraordinaire ? Le monde dans lequel nous vivons accorde une telle place au mental et au visuel qu'on en oublie parfois qu'on a un corps. On a alors facilement l'impression d'être décentrée et on n'aspire plus qu'à une chose: retrouver la capacité à jouir pleinement de la vie, de se détendre et de ne pas toujours tout décider avec sa tête, mais aussi parfois «avec ses tripes». L'entraînement du plancher pelvien aide à revenir à l'essentiel. En prêtant davantage attention à la base de votre tronc, vous créerez un équilibre sain entre la partie inférieure et la partie supérieure de votre corps. Vous vous relaxerez ainsi plus facilement, serez plus stable et plus détendue. Vous ressemblerez un peu moins au roseau de Pascal, agité par les vents.

Tout cela est à votre portée. Vous êtes assise dessus. Un peu d'anatomie va nous aider à mieux comprendre.

L'anatomie explique bien des choses

Le plancher pelvien comprend trois plans musculaires qui ont pour délicate fonction de verrouiller et déverrouiller en souplesse le détroit inférieur du bassin. Le principe est simple : les fibres musculaires du plan superficiel s'étendent d'avant en arrière, celles du plan moyen d'un des côtés du bassin à l'autre, et celles du plan profond comme celles du plan superficiel, d'avant en arrière. Cela garantit normalement un verrouillage parfait et protège les orifices inférieurs contre les effets de la pesanteur. Lorsqu'on a accouché plusieurs fois, qu'on est souvent constipée, qu'on tousse ou qu'on éternue beaucoup du fait de l'asthme ou d'une allergie, il est particulièrement important de savoir comment protéger et renforcer ces muscles, afin qu'ils puissent continuer à tenir et supporter.

❯ Chez la femme avant la ménopause, le plancher pelvien, bien « alimenté » par les œstrogènes, est naturellement assez résistant. Mais après, la protection hormonale ne joue plus et il faut donc être plus active dans l'entretien de ces muscles.

❯ Chez l'homme, le plancher pelvien est, pour diverses raisons, moins menacé : le détroit inférieur est plus étroit et la statique, par conséquent, meilleure, les plans musculaires sont plus épais et leur structure plus solide. Aussi, les problèmes sont-ils rares, en tout cas jusqu'au mitan de la vie. Pour qu'il en soit longtemps ainsi malgré les mauvaises habitudes prises, et la baisse progressive de la production hormonale, il est bon que l'homme prenne lui aussi conscience suffisamment tôt de son plancher pelvien et de l'importance d'un travail quotidien à ce niveau.

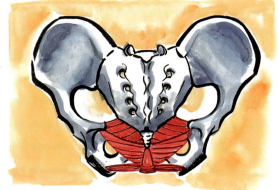

❯ La façon dont les muscles du plancher pelvien sont attachés aux os assure normalement une bonne continence.

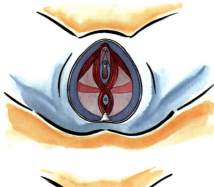

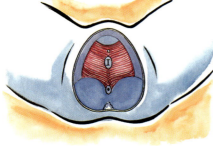

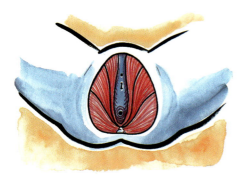

> Des muscles cachés aux fonctions essentielles. Voici les trois plans du plancher pelvien : en haut le plan superficiel, entourant l'anus, le vagin et l'urètre, au milieu le plan moyen, tendu entre les tubérosités ischiatiques (pointe des fesses), et en bas le plan profond, constitué par le releveur de l'anus.

Les trois plans musculaires

Un : pour maintenir fermé

Le plan superficiel comprend les sphincters anal et vésical, qui forment une unité fonctionnelle. Ces muscles dessinent chez la femme un huit allant du pubis au coccyx, tandis que, chez l'homme, la partie antérieure se présente plutôt comme un faisceau unique. Autrefois, pour renforcer le sphincter vésical, les médecins recommandaient d'interrompre plusieurs fois le jet d'urine à chaque miction. Il est vrai que le fait de contracter régulièrement un muscle a pour effet de le renforcer et que la meilleure façon de ressentir le sphincter vésical est effectivement d'interrompre brusquement la miction, mais on sait maintenant que la vessie n'aime pas du tout être arrêtée dans son élan. Cela n'est pas prévu par la nature, c'est désagréable et cela peut même, à force, engendrer des problèmes. En outre, on ne fait travailler ainsi que le plan superficiel, c'est-à-dire celui qui en a le moins besoin, à moins qu'il n'ait été abîmé par une déchirure périnéale profonde. Lorsqu'une femme – souvent à partir de la ménopause – a du mal à retenir ses gaz, ces lésions en sont souvent la cause. Alors un travail de renforcement ciblé des sphincters peut être entrepris.

Deux : pour retenir ou laisser passer

Le plan moyen, tendu entre les tubérosités ischiatiques, couvre la moitié antérieure du petit bassin. Un certain nombre de fibres musculaires, disposées en
spirale, forment le sphincter de l'urètre. Le plan moyen joue donc, lui aussi, un
rôle important dans la fermeture de la vessie. Chez l'homme, la prostate s'y
trouve incluse. Chez la femme, il n'est pas traversé uniquement par l'urètre,
mais par le vagin et constitue donc souvent un point faible. La nature a dû faire
ici une concession, car si le plancher pelvien était trop robuste à ce niveau, les
enfants auraient du mal à venir au monde. Lorsqu'une femme dit avoir
l'impression d'être béante, c'est généralement que le plan moyen est affaibli.
Un bon entraînement aidera à son renforcement.

Trois : pour la statique et la dynamique

Le plan profond se compose de plusieurs faisceaux musculaires pairs se
déployant en éventail de l'arrière vers l'avant. Des trois plans du plancher pelvien, c'est le plus important en termes de masse musculaire et de fonctions.
C'est lui qui supporte les organes pelviens et les empêche de bouger. Il main-
tient le tissu conjonctif en bonne santé par les tractions qu'il exerce dessus et
relie le bassin au dos, à la sangle abdominale et aux jambes. Le plan profond du
plancher pelvien constitue le centre d'où partent les mouvements, la clé de
voûte et le pivot de la statique et de la dynamique. Lorsqu'il est vigoureux et
fort, le dos se place automatiquement comme il faut et nous nous redressons
de l'intérieur. Il en découle une impression de maîtrise et de souveraineté.
Tout cela est à mettre au crédit de quelques muscles seulement, mais à
condition bien sûr qu'il y ait sollicitation active de notre part !

Tout est question de maintien

Les enfants qui se dépensent beaucoup en jouant – chose aujourd'hui malheureusement assez rare – font un usage intensif de leur plancher pelvien. Folâtrer,
grimper, se balancer, faire du vélo sans tenir le guidon : tout cela développe
l'intelligence des mouvements et sollicite en permanence le plancher pelvien.
L'école vient en général clore ce chapitre. En restant assis des heures durant sur
de mauvaises chaises, l'élève oublie la sagesse du corps dans le même temps
qu'il emmagasine du savoir.

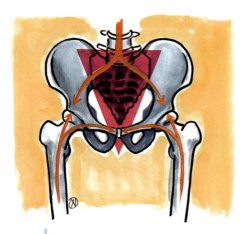

Perte de l'aptitude naturelle aux mouvements

Au bureau, le déclin se poursuit, et aux mauvais sièges s'ajoutent les postes de travail soi-disant ergonomiques, qui nous épargnent tout mouvement inutile en termes de rentabilité.

Les sports que nous pratiquons pour compenser ce manque de mouvement ne sont pas forcément bons : on commet souvent des erreurs en s'entraînant, et certaines disciplines font travailler les différentes parties du corps de manière inégale ou bien renforcent mais ne favorisent pas le sens naturel du mouvement. À cela s'ajoutent toute une série de mauvaises habitudes posturales qui nuisent au plancher pelvien :

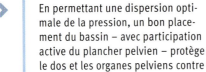

En permettant une dispersion optimale de la pression, un bon placement du bassin – avec participation active du plancher pelvien – protège le dos et les organes pelviens contre les secousses.

Cambrure – mauvais pour la statique

Cette façon de se tenir est considérée chez la femme comme sexy, car elle souligne la poitrine est les fesses, surtout lorsqu'on porte des talons hauts. Malheureusement, la cambrure des reins ne favorise ni la force ni la stabilité, bien au contraire. Le bassin abandonne sa position fonctionnelle et la pression intra-abdominale (voir p. 17), à laquelle plus rien ne s'oppose, pèse de tout son poids sur les organes pelviens.

Dos rond – ne pas en abuser

La part active de notre vie devrait se dérouler le plus possible dos droit, omoplates légèrement rapprochées. Or nous faisons exactement le contraire du matin au soir, soit que nous soyons assises dos rond à notre bureau, que nous nous baissions pour ramasser différents objets ou que nous travaillions en position courbée. Physiologiquement, cet arrondissement du dos est le signe même de l'abandon, c'est-à-dire du lâcher prise, du plaisir intense, des effusions ou de la mise à nu affective, comme lorsqu'on allaite, qu'on se blottit ou qu'on manifeste soudain des sentiments longtemps réprimés. Dans ces situations, le plancher pelvien se relâche et le corps se détend entièrement, à l'instar du psychisme. On peut bien sûr essayer de l'en empêcher et de se ressaisir, mais cela est difficile. Et tous les efforts – qui forcément créent une pression – se heurtent au manque de répondant du bassin.

Un, deux, un, deux… – une allure martiale

Le stress et les tensions font que beaucoup d'individus adoptent un maintien rigide, c'est-à-dire droit, mais raide. Le plancher pelvien et le dos souffrent du manque de mouvement et des secousses infligées par une démarche souvent brusque, caractérisée par une attaque violente du sol par les talons.

Surtout ne pressez pas avec les abdos

Les abdominaux sont là pour assurer la stabilité du tronc. Ils nous aident à affiner notre silhouette, à nous redresser et à donner une impression de force. On peut aussi s'en servir pour expulser le contenu des intestins, mais il faut éviter de trop pousser, car rien n'abîme autant le plancher pelvien. Cela augmente en outre le risque de prolapsus (voir p. 19). Si vous avez tendance à la constipation, il est important de réguler au plus vite votre transit par des méthodes douces. Beaucoup d'individus ont en outre l'habitude, lorsqu'ils font un effort, de retenir leur souffle et de presser avec les abdos, croyant pouvoir ainsi mieux y arriver. Or cela ne fait en réalité que rendre les choses plus difficiles. En résumé, on déplore, d'une part, un certain nombre d'erreurs posturales et comportementales qui, ensemble, nuisent au plancher pelvien, et, d'autre part, un manque d'exercice qui, à la longue, entraîne un affaiblissement de la musculature. Cette conjonction défavorable n'est pas sans conséquences.

PRESSION INTRA-ABDOMINALE

La pression intra-abdominale, qui vient du haut et pousse vers le bas, présente un risque pour le plancher pelvien, car, sous son action, les ligaments et les muscles se distendent et les organes pelviens glissent vers le bas.
Les secousses dues aux sauts ou à l'attaque brusque du sol par les talons, ainsi que tous les mouvements de translation verticale, comme quand on fait du trampoline, créent une pression. La toux, les éternuements et les raclements de gorge déclenchent pour leur part de véritables ondes de choc. Quant au fait de presser avec ses abdos (voir ci-contre) – de manière souvent inutile – cela revient à créer soi-même la pression.
Si on ne peut l'éviter, il faut opposer à cette pression une résistance active, en contractant le plancher pelvien et en corrigeant le placement du bassin.

! ATTENTION

LE TABOU DE L'INCONTINENCE

Entretien avec le docteur Almuth Angermund, urologue et directrice du *Centre pour le plancher pelvien* de Munich (BeckenbodenZentrum München), qui a récemment ouvert ses portes.

Pourquoi a-t-on besoin de centres pour le plancher pelvien ?

En tant qu'urologue, je me consacre depuis près de 20 ans aux troubles fonctionnels de la vessie. Ces troubles sont souvent complexes et peuvent avoir différentes causes. Souvent les patients sont renvoyés d'un spécialiste à l'autre, sans que les résultats d'examen ne débouchent sur une stratégie thérapeutique globale. Une collaboration plus étroite entre urologues, gynécologues, proctologues, chirurgiens, neurologues et physiothérapeutes – comme c'est le cas dans notre centre – me paraît plus que souhaitable.

L'incontinence urinaire n'est donc pas à prendre à la légère ?

Plus de trois millions de Français souffrent d'incontinence urinaire, et la tendance est à la hausse. Les chiffres sont à peu près le mêmes dans les pays voisins. Peu de gens savent que l'incontinence est plus fréquente par exemple que le diabète, et qu'elle représente un coût énorme pour la société. Pourtant le sujet est toujours tabou. Même à l'intérieur du couple, il n'est pas rare qu'il soit passé sous silence. Les campagnes d'information sont quasiment inexistantes, malgré une incidence avérée sur le nombre des cas de dépression, d'incapacité au travail et de départs anticipés à la retraite.

Que conseilleriez-vous aux personnes qui souffrent de problèmes vésicaux ?

Les personnes souffrant de problèmes vésicaux ou rectaux doivent tout d'abord en parler à leur médecin référent ou à leur gynécologue. Il est tout à fait déconseillé de passer le problème sous silence sous prétexte qu'il n'y aurait de toute façon rien à y faire. Il y a alors risque de repli sur soi, c'est-à-dire de désocialisation et de prise de mesures néfastes, comme par exemple moins s'hydrater. Il est important de savoir que les possibilités de traitement sont nombreuses et souvent très efficaces. Il s'agit dans 40 % des cas de mesures physiothérapeutiques. Viennent ensuite les traitements médicamenteux, puis la rééducation à la continence. Une intervention chirurgicale, de plus ou moins grande ampleur, est proposée dans 20 à 30 % des cas.

Que souhaiteriez-vous pour l'avenir ?

Que les décideurs s'intéressent davantage à ce problème de santé publique – en mettant par exemple en place un dépistage précoce, en encourageant la prévention dans toutes les couches de la population et en facilitant l'accès aux soins.

Problèmes de plancher pelvien

Si vous êtes une femme et que vous souffrez d'incontinence urinaire, sachez que vous n'êtes pas la seule. Passé 45 ans, environ une femme sur quatre est dans le même cas, et beaucoup de femmes plus jeunes également. Quand on a une allergie ou un rhume, on n'hésite pas à en parler. Par contre, en ce qui concerne les fuites, le sentiment de honte l'emporte, et on souffre en silence.

Les exercices proposés dans ce livre permettent non seulement de prévenir l'incontinence urinaire et de faire le plein d'énergie nécessaire pour la journée, mais aussi de résoudre les problèmes de fuites, légers à moyens. Dans les cas plus sévères, il faut consulter un médecin. Si celui-ci se contente de vous remettre une brochure ou vous adresse à un urologue qui vous propose l'intervention chirurgicale comme seule solution possible, ne vous laissez pas décourager. Informez-vous plus avant. Il existe des médecins très engagés dans ce domaine et des centres de soins spécialisés qui prennent le problème à bras-le-corps.

Beaucoup de femmes qui souffrent d'incontinence urinaire tardent à prendre les choses en main alors que cela améliorerait considérablement leur qualité de vie.

Si l'opération s'avère effectivement inévitable, ces exercices vous seront tout de même très utiles, car ils favorisent le processus de guérison et rendent les résultats de l'opération plus durables. Si, par contre, votre problème de fuites est minime, par exemple quelques gouttes de temps à autres avant vos règles, notamment lorsque vous toussez, prenez-le malgré tout comme un signal. Durant les quelques jours qui précèdent la menstruation, le taux d'œstrogènes est bas, comme ce sera le cas après la ménopause. Profitez de cet «avant-goût» pour préparer votre plancher pelvien à avoir à faire davantage d'effort. Plus tôt vous commencerez, plus il vous sera facile, le moment venu, de faire sans ce dopage naturel que sont les hormones féminines.

Les troubles les plus fréquents chez la femme

Prolapsus

Ce mot ne désigne pas une maladie. Il s'agit d'un terme générique regroupant tous les phénomènes de glissement vers le bas d'un organe pelvien. Cela peut concerner l'utérus, mais aussi la paroi vaginale antérieure ou postérieure, le col de la vessie, la vessie elle-même ou l'intestin. L'organe prolapsé peut être affecté dans son fonctionnement et il y a souvent incontinence urinaire associée.

Dans les cas légers, le prolapsus de l'utérus donne rarement lieu à des troubles. C'est généralement le gynécologue qui s'en aperçoit, car le col fait saillie dans le vagin. Parfois, des douleurs sont ressenties durant les rapports. Aux stades plus avancés, la patiente a une impression de lourdeur dans le bas-ventre, comme si tout appuyait vers le bas.

Incontinence d'effort

On entend par incontinence d'effort le fait d'uriner de manière involontaire sous l'effet d'une augmentation soudaine de la pression intra-abdominale (voir p. 17). La force de verrouillage du plancher pelvien n'est pas suffisante pour résister à la pression qui s'exerce.

● **Légère :** petites fuites sous forme de gouttes isolées lors des secousses, comme lorsqu'on saute ou qu'on court, lors d'efforts intenses, notamment quand on soulève un objet lourd, et lors des expirations forcées avec résistance, comme quand on tousse ou qu'on éternue.

● **Moyenne :** l'ascension de marches, les changements brusques de position et les expirations forcées sans résistance, comme lorsqu'on souffle des bougies, peuvent provoquer une miction involontaire.

● **Sévère :** perte totale du contrôle de la miction au moindre effort.

Vessie hyperactive

Le besoin impérieux d'uriner se produit normalement dans des circonstances bien particulières. On doit se précipiter aux toilettes, y compris la nuit. Cela est dû à une hyperactivité du détrusor (muscle vésical), dont on ignore en général la cause exacte. Quand l'urgence mictionnelle est telle qu'on n'a pas le temps d'arriver aux toilettes, il est question d'incontinence par impériosité. Le plancher pelvien n'est pas forcément en cause. Le problème peut être passager, notamment après une cystite ou en cas de stress psychique. Beaucoup de femmes se demandent s'il est normal d'aller souvent aux toilettes. La règle est ici clairement définie : au-delà de 8 urgences par jour plusieurs jours par mois, on peut parler de vessie hyperactive.

❯ Notez pendant quelques jours ce que vous buvez, le moment et la quantité et, d'autre part, combien de fois vous allez aux toilettes. Mesurez la quantité d'urine produite : normalement entre 250 et 500 ml par miction. Pour 2 l d'eau, on compte 5 ou 6 mictions quotidiennes, davantage si l'on boit plus, et une fois durant la nuit si l'on boit le soir.

Contre l'hyperactivité vésicale, il existe quelques mesures simples :

> Le **renforcement musculaire** apporte souvent une amélioration, car lorsqu'on parvient à bien contracter le plancher pelvien, l'activité vésicale diminue par phénomène réflexe. Avant de recourir aux médicaments – nécessaires dans les cas sévères – on peut tenter une **reprogrammation du comportement mictionnel** :

> Répartissez la prise de boisson le plus possible tout au long de la journée.

> Pour éviter d'avoir à vous lever plusieurs fois durant la nuit, ne buvez pas passé 18 heures.

> Diminuez votre consommation de café, car cette boisson contient des substances irritantes pour la vessie.

> Ne vous laissez pas tyranniser par votre vessie. Évitez de vous précipiter aux toilettes – surtout s'il vous arrive de ne pas les atteindre à temps. Asseyez-vous et essayez soit de faire diversion, soit de contracter très fort votre plancher pelvien tout en comptant jusqu'à 20 et en disant à votre vessie : « bientôt, mais pas tout de suite ». Attendez que l'urgence soit passée pour aller aux toilettes.

Incontinence mixte

Il n'est pas rare que l'hyperactivité du détrusor se combine avec une force de verrouillage insuffisante, et l'on peut alors s'attendre au pire.

ENTRAÎNEMENT DU PLANCHER PELVIEN AVEC MATÉRIEL

En complément aux exercices, il existe deux façons de tonifier le plancher pelvien à l'aide d'instruments.

> L'**électrostimulation** consiste à introduire dans le vagin (ou l'anus) une sonde pour rééducation périnéale. Les stimuli provoquent des petites contractions involontaires. Cette méthode est indiquée dans certains cas, notamment lorsqu'il y a des lésions nerveuses. En **bio feedback**, on contracte en plus activement le plancher pelvien. La sonde réagit à chaque contraction volontaire par un signal lumineux. Ce travail est purement mécanique, mais il peut quand même s'avérer utile, par exemple en cas de plancher pelvien contracturé.

> Les **cônes vaginaux** (ou les boules de geishas), qu'il faut porter toute la journée pendant quelque temps, obligent, quant à eux, à contracter le plancher pelvien pour les retenir. Afin d'éviter les contractures, il est conseillé de beaucoup bouger – pour cela, l'entraînement dans le cadre des tâches quotidiennes est tout trouvé.

INFO

« Utilisation conforme »

En dehors des troubles typiques, beaucoup de femmes souffrent aussi de sensations désagréables dans le bas-ventre. Certaines disent avoir l'impression de manquer de stabilité ou de ne pas sentir leur bassin, comme s'il y avait une plage blanche sur la «carte du corps».

Dans tous les cas, la meilleure solution est d'apprendre à utiliser activement son plancher pelvien ! Curieusement, cela permet aussi souvent de venir à bout de troubles apparemment sans rapport, comme les cystites récidivantes. Quel que soit le résultat, l'entraînement du plancher pelvien ne peut de toute façon pas nuire, puisque l'objectif est simplement de faire recouvrer au corps son fonctionnement naturel. Aussi, ne peut-il y avoir d'effets secondaires que positifs ! Pour conserver la santé ou la recouvrer, il faut réapprendre à bien utiliser son corps. Ce livre vous y aidera. «Utilisation conforme», cela signifie que les exercices proposés ici ne sont pas une fin en soi, mais une simple aide à l'apprentissage de la thérapie par le mouvement. En apprenant à utiliser votre plancher pelvien conformément à sa vocation, vous le ferez travailler tous les jours, du matin au soir, sans même y penser.

CONSEIL

LES HOMMES ET LEUR PLANCHER PELVIEN

Les hommes, jusqu'au mitan de la vie, n'ont presque jamais de problèmes de plancher pelvien, ou du moins pas de problèmes pouvant être clairement mis en relation avec lui. Toutefois, d'après une étude récente, outre-Rhin 7 % des hommes souffrent de douleurs «non spécifiques» au niveau du bassin, probablement liées à une tension excessive du plancher pelvien. Les muscles pelviens étant en effet très puissants chez l'homme, le bassin a tendance à se raidir et finit par se contracturer complètement sans qu'on s'en rende compte. Cette évolution, néfaste pour la prostate et la puissance sexuelle, n'est pas non plus sans conséquences en ce qui concerne la colonne vertébrale. En assouplissant le bassin et en améliorant la posture assise comme la posture debout, l'entraînement du plancher pelvien rend les gestes plus efficaces, facilite la relaxation et soulage les disques intervertébraux. Il est donc vivement conseillé aux hommes, quel que soit leur âge, de ne pas laisser la question du plancher pelvien aux seules femmes.

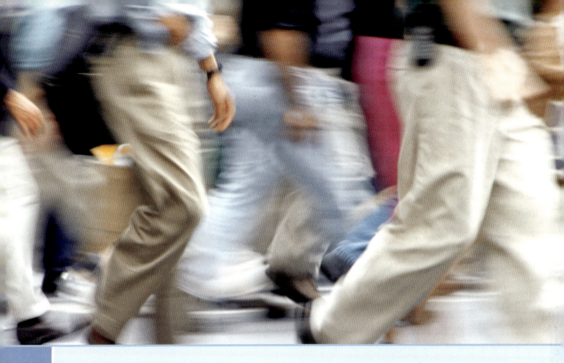

Corps, mode d'emploi

À l'occasion, asseyez-vous à une terrasse de café et observez les passants. Combien sont-ils à avoir une démarche enlevée, un tant soit peu inspirante ? Chez la plupart d'entre eux, la façon de marcher ne s'apparente-t-elle pas plutôt à une sorte de traçage automatique, avec relâchement plus ou moins important de la ceinture abdominale et martèlement plus ou moins appuyé du sol avec les talons ?

Mode de vie moderne et gènes préhistoriques

Mais à quoi bon avoir une démarche tonique et souple, puisque les sols que nous foulons quotidiennement sont totalement inertes ? Qu'il s'agisse de l'asphalte des rues, de la moquette du bureau ou du parquet de l'appartement, pas le moindre méplat, pas la moindre aspérité. Les seuls accidents éventuellement rencontrés sont les legos abandonnés par les enfants ou les câbles du poste informatique, dans lesquels nous nous prenons d'ailleurs facilement les pieds, tellement nous avons perdu l'habitude de les lever. Et de toute façon, nous passons la plus grande partie de la journée assis.

Il y a en biologie un principe simple : ce qui est utilisé se développe, ce qui ne l'est pas s'atrophie. Les oiseaux qui vivent sur des îles où ils n'ont pas de prédateurs perdent la faculté de voler et un être humain qui évolue dans un milieu sans défis à relever pour l'appareil locomoteur perd la faculté de se mouvoir de façon dynamique et adaptative. Cela est dramatique pour le plancher pelvien. Notre centre moteur sombre alors dans l'indifférence, ce qui se traduit, soit par un relâchement constant, ou, au contraire, par une tension permanente. Dans un cas comme dans l'autre, le plancher pelvien perd ainsi tout pouvoir d'insuffler de la vitalité. D'aucuns diront que c'est là un moindre mal par rapport à tous les avantages de la civilisation. Faut-il, sous prétexte que notre plancher pelvien s'affaiblit, retourner vivre dans la jungle, grimper aux arbres et ramper dans les fourrés ? Bien sûr que non. Mais il ne faut pas non plus ignorer le problème. L'évolution biologique étant relativement lente, notre corps n'a pas eu le temps de s'adapter au monde moderne que nous avons créé. Il y a encore deux générations, les gens étaient continuellement en mouvement. Ils faisaient des dizaines de kilomètres à pied, s'asseyaient rarement, et la plupart avaient un travail physique. Le corps humain est fait pour le mouvement, et ce que l'évolution a produit en l'espace de plusieurs millions d'années ne peut pas être balayé d'un revers de main. Si nous voulons rester le plus longtemps possible en bonne santé, nous devons apprendre à nous comporter conformément à notre physiologie dans un environnement qui ne nous y aide pas.

Pourquoi sommes-nous si jaloux de notre confort ?

Si nous aimons tant paresser et manger des choses grasses et sucrées, c'est pour une seule et même raison. Pendant toute l'histoire de l'humanité, les ressources ont été rares et il fallait courir pour ainsi dire après chaque calorie. Le principe d'économie était vital et l'on évitait soigneusement tout mouvement à moins qu'il ne fût indispensable, c'est-à-dire toute dépense inutile d'énergie. L'abondance étant rare, nous n'avons développé aucune défense contre les excès alimentaires et le manque de dépense énergétique.

Aussi, alors que nous avons maintenant tout ce dont nous avons besoin et même ce dont nous n'avons pas besoin, continuons-nous à nous comporter inconsciemment comme s'il y avait pénurie. Nous stockons les calories au lieu de les dépenser. Or, les conditions ayant radicalement changé, nous devons, pour rester en bonne santé, faire volontairement ce que faisaient nos aïeux, contraints et forcés : manger peu calorique et beaucoup de fibres. Choisir systématiquement la facilité – à portée de main – comme par exemple prendre l'ascenseur pour monter deux étages, utiliser des appareils électriques pour les moindres tâches ménagères ou aller chercher le pain au coin de la rue en voiture, c'est courir tout droit à notre perte.

Mauvaise répartition du travail

Le confort n'a pas que du bon, mais malheureusement on ne s'en aperçoit pas tout de suite. Les muscles perdent de leur tonus et l'on se sent tout d'abord agréablement détendu. Notre corps sombre dans une sorte de torpeur. Seulement, à passer ses journées ainsi, on se laisse glisser vers le bas au lieu d'aller de l'avant de manière dynamique. Le dos est arrondi, le plancher pelvien relâché. En cas de pression intra-abdominale, ce dernier n'est absolument pas prêt à opposer de résistance. À force, la vessie, l'utérus ou l'intestin en prennent à leur aise. L'excès de confort a des conséquences néfastes à plus d'un titre. On s'avachit, on se meut de manière inélégante, on devient paresseux, on manque de souffle et l'on grossit. Ou bien, au contraire, on n'ose pas se laisser aller et cela produit un port raide et une tension permanente. Dans ce cas, les mouvements ne sont pas mous, mais mécaniques, saccadés et dépourvus de spontanéité.

La plupart des individus sentent confusément que quelque chose ne va pas. C'est la raison pour laquelle le sport de loisir a tellement de succès. Les parcs et les forêts sont pleins de joggeurs que l'on aimerait souvent arrêter dans leur élan pour leur dire : « Non, pas comme ça ! Vous vous faites plus de mal que de bien », car un corps qui manque d'exercice ne se réveille pas sur commande. Les personnes habituées au confort, ont en effet tendance, lors de l'effort, à ne pas faire travailler les bons muscles. Elles se tassent, verrouillent l'articulation des genoux, pressent avec les abdos, croyant stabiliser ainsi le buste, et serrent

Drôlement pratique ! Mais attention, le confort peut être contre-productif. Tout paraît nettement plus facile avec un plancher pelvien qui a l'habitude de travailler.

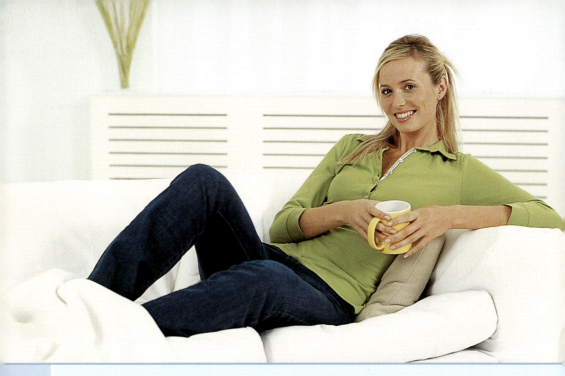

› « Déconfortabiliser le quotidien » ne signifie pas qu'on doive courir toute la journée comme un hamster dans sa roue. Il faut au contraire savoir se ménager des plages de détente.

les fesses. Or tout cela est mauvais, et l'on ne prend ainsi aucun plaisir à l'effort. On finit par se décourager et par se détourner du sport en général. Pour ne pas en arriver là, il suffit de répartir le travail différemment. Le plancher pelvien doit avoir une part plus active. Cela a pour effet de ménager le dos et de muscler la sangle abdominale de l'intérieur. À terme, tous les gestes paraissent plus faciles. Mais le travail du plancher pelvien ne se résume pas à 15 minutes d'entraînement par jour. C'est l'affaire d'une vie !

« Déconfortabilisation du quotidien » – plaidoyer pour plus de mouvement

Cela vous paraît contraignant ? Alors parlons plutôt des bénéfices. Vous ne pouvez pas imaginer le nombre de retombées positives que ce travail aura :
● Vous tonifierez votre plancher pelvien et le conserverez en l'état, ce qui aura pour effet de prévenir ou d'améliorer certains troubles, notamment l'incontinence urinaire.

● Vous protégerez efficacement votre dos.

● Tout votre appareil locomoteur – pieds, genoux, hanches, épaules, cervicales – profitera du regain d'activité.

● Vous éprouverez davantage l'envie de faire du sport.

● L'augmentation de l'effet de pompe des mollets stimulera le retour veineux, ce qui aura pour effet de prévenir les varices.

● L'ensemble de votre musculature se renforcera insensiblement.

● Vous brûlerez davantage de graisses.

● Votre centre de vitalité et votre esprit s'activeront spontanément, ce qui aura pour effet de vous rendre plus vive, plus énergique, plus efficace et plus gaie.

● Vous éprouverez plus de plaisir dans les rapports sexuels.

● Attendez-vous aussi à des effets positifs sur votre psychisme. Les troubles de l'humeur, le syndrome prémenstruel et les troubles climatériques s'améliorent dans beaucoup de cas sous l'effet du renforcement du plancher pelvien.

Vous avez tout de même l'impression qu'il va falloir faire un gros effort ? Rassurez-vous. Dès que vous vous serez habituée à vous dépenser davantage dans la vie de tous les jours, cela ne vous pèsera absolument plus. Vous resterez active toute la journée et éprouverez, le soir venu, une fatigue saine. Votre rythme veille/sommeil étant ainsi régularisé, vous savourerez chaque instant de la vie à sa juste valeur.

Et ne croyez pas que ce soit tout ou rien. Tout regain d'activité, aussi minime soit-il, est positif. Le mieux est donc de vous y mettre sans attendre.

Apprentissage et conduite des mouvements

Vous aimeriez profiter de tous ces bénéfices, mais serez-vous capable de vous habituer à une nouvelle façon de bouger ? N'ayez crainte. Il n'est aucunement question de réclamer à votre corps des mouvements contraires à sa physiologie. L'objectif est au contraire de retrouver une façon naturelle de se mouvoir.

Pour cela faisons, tout d'abord, un petit détour par la biologie. Les animaux n'ont aucune difficulté d'ordre locomoteur. Chez eux, les séquences de mouvements sont entièrement programmées. Ils n'ont rien à apprendre dans ce domaine. Après plusieurs années de captivité, un tigre peut souffrir de troubles du comportement, mais sa démarche est toujours aussi souple et aisée que dans sa jungle natale.

Chez l'homme, il en va tout autrement. La plupart de nos gestes relèvent, non pas de l'inné, mais de l'acquis. Aussi n'y a-t-il rien d'étonnant à ce que des erreurs se produisent. L'avantage en revanche, c'est que nous sommes capables d'apprendre des séquences de mouvements très complexes auxquelles rien ne nous dispose naturellement, comme, par exemple, jouer d'un instrument de musique.

Imiter ou poursuivre un but

Comment fait-on pour apprendre de nouveaux gestes ? Il existe deux méthodes simples : l'imitation et l'orientation en fonction d'un but. Plus difficile en revanche est la méthode qui consiste à suivre des instructions détaillées, car il y a alors un détour par le cerveau. S'il vous est déjà arrivé de faire des exercices compliqués en suivant les instructions d'un prof - levez les coudes, amenez les genoux par-ci, tournez la tête par-là, rentrez le ventre, contractez les fessiers, ne cassez pas les poignets, etc. - vous connaissez le problème. Il arrive un moment où l'on ne sait plus comment on s'appelle. En revanche si le prof fait lui-même les mouvements, il suffit de faire la même chose, et on a alors toutes les chances d'y arriver. C'est ainsi, en imitant les adultes, que les enfants apprennent quantité de gestes. Pour la deuxième méthode, qui consiste à s'orienter d'après un but, il nous faut…
- des explications approximatives sur la manière de procéder,
- et un but à atteindre.

Si vous voulez expliquer à un enfant par téléphone (c'est-à-dire sans pouvoir le lui montrer) comment ouvrir une bouteille pourvue d'un bouchon à vis, vous lui demandez tout d'abord de bien tenir la bouteille d'une main et vous lui dites quoi faire ensuite – appuyer et tourner ou tourner tout en appuyant, enfin quelque chose dans ce genre. Le but recherché est clair : ôter le bouchon. Le corps se charge spontanément de coordonner les mouvements, sans avoir à faire appel à la réflexion. La fois d'après, l'opération se fait automatiquement. Et bien sûr, il n'est nullement nécessaire de savoir quels sont les muscles qui travaillent.

Premier objectif : un bon ressenti

Aussi, pour l'entraînement du plancher pelvien, nous pensons qu'il est préférable de ne pas trop entrer dans le détail des différents mouvements, avec dans l'idée de traquer la moindre erreur, mais plutôt d'aider le lecteur, par des consignes simples et sur la base des principes moteurs de l'activation qui seront exposés au chapitre 3 de la partie pratique de cet ouvrage, à s'approcher au plus près du mouvement juste.

Le premier objectif est intérieur : pour qu'un mouvement puisse être jugé bénéfique, il faut qu'il soit perçu comme puissant, efficace et léger. Il peut être difficile à exécuter, mais en aucun cas épuisant. Laissez-vous guider par vos sensations : si le mouvement augmente votre entrain, c'est que vous êtes sur la bonne voie. Si, arrivée en haut des escaliers, vous vous sentez en pleine forme, c'est que vous les avez bien montés.

En ce qui concerne le réglage de détail, laissez votre corps exercer son sens inné de la coordination et de l'adaptation. Dès que vous aurez compris à quel point toute forme d'activité corporelle peut être efficace et source de plaisir, plus rien ne vous arrêtera dans la reconquête de votre compétence motrice.

Cette méthode d'apprentissage permet, en outre, à chacun de conserver son propre style. Se mouvoir conformément à la physiologie ne signifie pas que nous devions tous nous ressembler. La participation active du plancher pelvien donne au corps plus de liberté et il peut donc davantage s'exprimer.

Proprioception en éveil

Grâce aux principes moteurs de l'activation, vous vous approcherez au plus près du mouvement juste. Pour le réglage de détail, une bonne perception de son propre corps est indispensable. Cela demande un peu d'entraînement. Posez-vous toujours la question de savoir ce que vous ressentez.

Quand vous êtes-vous fait physiquement violence pour la dernière fois, sentant que vous étiez en train de faire quelque chose de pas bien pas, mais le faisant quand même ? Si vous parvenez à vous en souvenir, vous vous rappelez alors certainement avoir été ensuite, non pas agréablement fatiguée, mais éreintée. Car la grande liberté de mouvement qui caractérise l'homme a pour revers le fait que nous sommes aussi capables de faire des gestes tout à fait anti-ergonomiques. Notre corps est certes robuste et souple, mais il ne peut pas supporter n'importe quoi. Les chiropracteurs et les orthopédistes s'en frottent les mains. Si, en soulevant une charge avec le dos rond, vous prêtez attention à ce que vous ressentez, il vous apparaîtra clairement que ce geste est mauvais. Essayez plusieurs postures jusqu'à ce que vous ayez trouvé celle dont vous sentez qu'elle ne peut pas vous faire de mal. Les gestes accomplis avec participation active du plancher pelvien sont puissants et légers. Si vous éprouvez une sensation de plaisir dans le déploiement de la force, la partie est gagnée. Vous rechercherez désormais d'instinct cette sensation !

Vous vous sentez forte, vos mouvements sont aisés et efficaces. Et vous êtes étonnée de constater avec quelle facilité vous trouvez des façons beaucoup plus commodes d'accomplir certains gestes, qui autrefois vous rebutaient, et vous paraissent maintenant agréables.

Motivation – objectifs, plaisir et discipline

Il y a encore des gens pour croire qu'il est possible de se motiver à force de discipline. Or malheureusement la discipline va toujours implicitement de pair avec la peur – si tu ne fais pas comme on te dit, gare à toi. Cela peut marcher un temps, mais, comme quand l'action est guidée par la souffrance morale, on finit tôt ou tard, et plutôt tôt que tard, par chercher à se débarrasser de ce à quoi on essaie de s'astreindre. Inutile d'avoir mauvaise conscience si vous ne vous sentez pas suffisamment autodisciplinée pour entraîner régulièrement votre plancher pelvien. La seule motivation durable, c'est le plaisir. En sport, ce peut être le goût de l'effort physique ou bien le plaisir de la convivialité. Prendre l'air et prendre le soleil peut également être source de satisfaction, de même que la recherche du *runner's high*, l'ivresse du coureur. Certains individus aiment se lancer des défis ou bien se mesurer aux autres.

> Pour que le plaisir soit au rendez-vous, félicitez-vous à chaque fois que vous vous êtes entraînée, plutôt que de vous faire des reproches lorsque vous ne l'avez pas fait.

Nous voulons être efficaces. Nous ne voulons pas faire travailler nos muscles juste pour faire travailler nos muscles. C'est la raison pour laquelle beaucoup de gens n'ont pas envie de passer du temps à faire des exercices. L'absence de résultats immédiatement visibles est frustrante. Atteindre le sommet d'une montagne, poser le dernier rondin sur un tas de bois ou mettre une balle dans un panier, voilà des réalisations concrètes. Notre corps ne veut pas travailler en vain. « Fais cet exercice, c'est bon pour toi », voilà qui ne suffit pas. Si l'exercice ne procure aucun plaisir, il sera vite abandonné.

Cela rend la gymnastique intégrée du plancher pelvien doublement intéressante. D'une part, elle permet d'éviter l'impression de s'échiner en vain, puisqu'on vaque à ses occupations habituelles, et, d'autre part, elle augmente le plaisir qu'on a à se mouvoir.

ENTRAÎNEMENT QUOTIDIEN – IDÉAL POUR LES JEUNES MAMANS

Entretien avec le docteur Thomas Villinger, qui dirige dans les environs de Munich un grand cabinet de gynécologie obstétrique.

Pourquoi proposez-vous aux patientes qui fréquentent votre cabinet une formation appelée « Plancher pelvien au quotidien » ?

Parce que cela me paraît particulièrement important. À ma consultation, je vois souvent des femmes jeunes présentant des prolapsus secondaires à une grossesse. Pour des raisons de temps, ces patientes ont négligé la rééducation périnéale. Voyant qu'il y avait un petit problème, elles se sont inscrites à des cours, puis ont laissé tomber après quelques séances. L'avantage des exercices quotidiens, tels que monter des escaliers ou soulever des charges, est qu'ils ne sont pas déconnectés de la réalité. En outre l'entraînement intégré du plancher pelvien correspond parfaitement à notre philosophie générale, axée sur les quatre piliers du retour à la santé : recherche des causes, alimentation saine et équilibrée, recours, dans la mesure du possible, à des méthodes de soins naturelles et exercice physique.

Quels sont les cas dans lesquels vous préconisez l'entraînement du plancher pelvien ?

J'examine le plancher pelvien de mes patientes lors de chaque visite de routine, surtout après la mise au monde d'un bébé de grande taille. Lorsque la palpation ou l'échographie révèle une faiblesse du plancher pelvien, j'invite la patiente à faire quelque chose. Certaines n'ont pas encore de problèmes, mais il faut justement éviter qu'elles en aient.

Quels bénéfices vos patientes tirent-elles de l'entraînement du plancher pelvien ?

Leur plancher pelvien se tonifie et les troubles reculent – notamment chez les patientes actives. Elles disent également avoir plus d'énergie. Souvent cela se voit rien qu'à leur façon de se tenir : elles sont plus gainées et ont des mouvements plus vifs.

Quels sont, d'après votre expérience, les signes auxquels les femmes doivent être attentives ?

S'il y a un problème d'incontinence, que se soit après un accouchement ou à la ménopause, l'entraînement du plancher pelvien s'impose. Il est conseillé de s'y mettre tout de suite, même si le problème n'est pas très aigu. Comme il ne peut pas se régler de lui-même, mieux vaut ne pas attendre pour agir. L'entraînement est également recommandé aux femmes qui se sentent surmenées et sans force. Je me réjouis à chaque fois qu'une patiente prend sa santé en main !

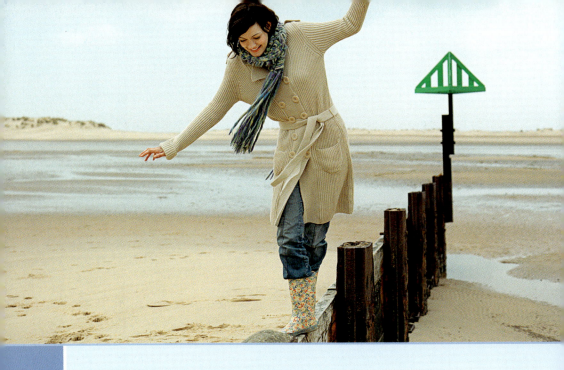

Retrouver l'intégralité de sa compétence motrice

Vous avez envie d'essayer ? Tant mieux ! Dans ce chapitre, vous trouverez de plus amples informations sur ce que comporte le fait de vivre au jour le jour avec plancher pelvien actif.

Vivre avec participation active du plancher pelvien

Marcher pour que ça marche

Marchez ! Votre corps est fait pour ça. Habituez-vous à des sorties quotidiennes. Il n'y a pas que les chiens qui ont besoin de sortir.
Apprenez à utiliser davantage votre plancher pelvien en marchant, à mettre plus d'énergie dans vos mouvements et plus de souplesse. Vous constaterez alors que faire quelques centaines de mètres supplémentaires ne vous fera plus

peur, bien au contraire. Marcher, que ce soit à pas lent ou d'un bon pas, sera pour vous un plaisir. Et, sur le chemin qui vous mène de l'arrêt de bus à votre bureau, vous aurez tout loisir de faire travailler votre plancher pelvien.

Mettre le corps au défi

Dès que le corps se trouve placé devant un vrai défi – surtout s'il y a danger – le plancher pelvien entre automatiquement en action. L'extraordinaire coordination des athlètes, des acrobates et des danseurs, est liée à cela. Il existe deux types de défis dont nous pouvons tirer un parti très intéressant pour l'entraînement quotidien :

● **Terrain scabreux :** tout ce qui menace de nous faire perdre l'équilibre provoque automatiquement la contraction du plancher pelvien. Nous levons les bras afin d'amortir un éventuel choc et l'ensemble de l'appareil locomoteur est comme mis sous tension. C'est pourquoi le simple fait de se balancer est une très bonne méthode pour actionner le plancher pelvien. De même que fouler un sol monotone provoque son assoupissement, le fait de marcher, par exemple, sur un muret étroit ou sur un chemin forestier accidenté et entrecoupé de racines saillantes, le réveille.

● **Charges :** soulever des charges sollicite le corps de façon très différente – et présente, en outre, l'avantage de correspondre à des choses qu'on est de toute façon amené à faire dans la vie de tous les jours. Inutile bien sûr de préciser que soulever des charges n'est pas sans risques pour le dos et le plancher pelvien. La coordination des gestes est ici primordiale ! Une fois que vous aurez fait vôtre le contenu des étapes 3 et 6 de la feuille de route, plus rien ne pourra normalement vous arriver : votre dos et votre plancher pelvien bénéficieront alors d'une protection optimale.

... sans le surmener

En sollicitant correctement votre corps, vous sentirez se créer en vous une tension de base souple et génératrice de force. Vous maîtriserez ainsi sans difficulté, non seulement tous les mouvements décrits dans les pages qui suivent, mais aussi chacun des gestes de manière générale, car ce livre n'est pas un manuel d'exercices au sens classique, mais plutôt un guide destiné à vous aider à revoir entièrement votre façon de bouger.

Pour cela, sans prendre de risques inconsidérés, il faudra quand même, de temps à autre, que vous poussiez votre corps dans ses retranchements. Pour éviter le surmenage, vous devrez être attentive aux signaux qu'il vous envoie. Apprenez à mieux l'écouter. Quand les limites sont atteintes ou qu'il a besoin de récupérer, il le fait savoir. De même, le plaisir qu'il prend à accomplir quelque chose se traduit par une sensation de profond bien-être.

Travail physique

Il vous est certainement déjà arrivé, après un gros effort physique, comme un déménagement ou une randonnée à ski, de vous sentir à la fois très fatiguée et très bien. L'effort physique est un bon moyen pour retrouver l'équilibre lorsqu'on travaille beaucoup avec sa tête. C'est souvent quand nous faisons le repassage ou que nous retournons le jardin que les meilleures idées nous viennent. Les mouvements soutenus, légers et diversifiés, avec de temps à autre une intensification de l'effort, sont excellents pour le corps.
En employant une femme de ménage et un jardinier, nous nous débarrassons peut-être de certaines « corvées », mais nous ratons surtout des occasions de bouger. Cela ne veut pas dire qu'il faille que vous bétonniez vous-mêmes les fondations de votre maison, mais si vous prenez l'habitude de vous mouvoir correctement dans le cadre des activités courantes, vous y prendrez de plus en plus de plaisir, qu'il s'agisse de faire du step ou de casser des branchages.
Nous ne voulons bien sûr pas dire que le ménage est un sport comme un autre – cela friserait l'idéologie et ne serait pas assez motivant. Non, il ne s'agit pas du style de vie, mais simplement d'une façon plus naturelle et efficace de se mouvoir. Et cela paie, car, avec la participation active du plancher pelvien, les tâches incontournables deviennent un plaisir.

Connaître ses propres limites

Si, à la simple lecture des lignes qui précèdent, vous vous sentez fatiguée, demandez-vous si vous n'auriez pas tendance à prendre les choses trop à cœur, surtout ce qui relève du devoir. Face à une tâche qui vous casse les pieds, vous soupirez, puis vous vous jetez dans l'action pour vous en débarrasser le plus vite possible. Il faut alors davantage écouter votre corps et apprendre à respecter vos

limites. Car si vous vous forcez à travailler alors que vous êtes épuisée,
vous courez le risque soit de flancher
et d'aller puiser dans vos dernières
réserves, soit que votre corps se rai-
disse et soit continuellement tendu.
Vous développerez alors une véritable
aversion vis-à-vis du travail. Voyez
plutôt s'il ne serait pas préférable de
renoncer momentanément à certaines tâches afin de pouvoir vous
consacrer avec plus de plaisir aux
autres. Les femmes à qui leur médecin recommande d'éviter tout effort
physique en raison d'un prolapsus
ont particulièrement intérêt à procéder ainsi, puisqu'il est de toute façon
impossible, lorsqu'on travaille ou

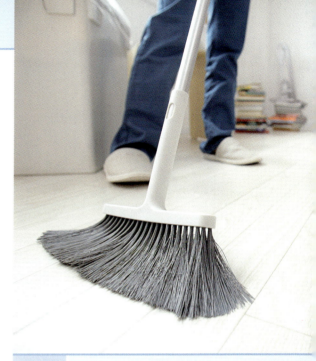

> Utile : les travaux ménagers pendant lesquels le plancher pelvien est actif, sont plus efficaces et ils apportent même du plaisir.

qu'on a des enfants à élever, de tout arrêter. Et comment savoir ce que l'on peut
encore soulever et ce qui est trop lourd ? Faut-il ne plus rien faire ? Cet état
d'incertitude conduit beaucoup de femmes à ne finalement rien changer à leurs
habitudes tout en ayant mauvaise conscience.

À l'aune du plancher pelvien

Il y a un critère très simple pour savoir jusqu'où l'on peut aller : si vous arrivez
à soulever tout en contractant le plancher pelvien, c'est bon. Si en revanche
vous avez du mal à maintenir la contraction, c'est que la charge est trop lourde.
Si vous faites attention à votre posture, que vous allez chercher la force dans
votre plancher pelvien et que vous vous arrêtez dès que vous sentez que l'effort
devient trop intense, le travail physique ne peut que vous faire du bien.

Pourquoi faut-il insister sur la relaxation ?

Tout simplement parce que nous ne le faisons pas assez, parce que nous n'offrons
pas à notre corps toute la relaxation dont il a besoin pour se régénérer. L'idéal est

d'être physiquement active toute la journée et de bien se reposer durant la nuit. Mais notre mode de vie moderne contrarie ce rythme naturel. Assises ou debout, nous passons la plus grande partie de nos journées dans des positions qui ne réclament pas beaucoup d'efforts. Dans ces conditions, notre source d'énergie vitale frémit à peine alors qu'elle devrait bouillonner. Pour assurer mentalement, nous avons recours au café ou autres excitants. Le soir nous sommes souvent psychiquement épuisées, alors que notre corps, qui s'est peu dépensé, n'est pas fatigué. Ce déséquilibre peut générer des troubles du sommeil.

Beaucoup de gens ont désappris à se relaxer, aussi bien psychiquement que physiquement. D'un état de torpeur, ils doivent se ressaisir pour avancer dans leur travail, passant ainsi continuellement du relâchement à la tension soutenue sans jamais se reposer véritablement. Or le corps et l'esprit ont besoin de pauses pour se régénérer, fonctionner correctement et prendre plaisir l'action.

> N'hésitez pas à être aux petits soins avec vous-même et à vous mettre le plus à votre aise possible. Entraînez-vous à observer vos pensées avec bienveillance et à lâcher prise autant que possible.

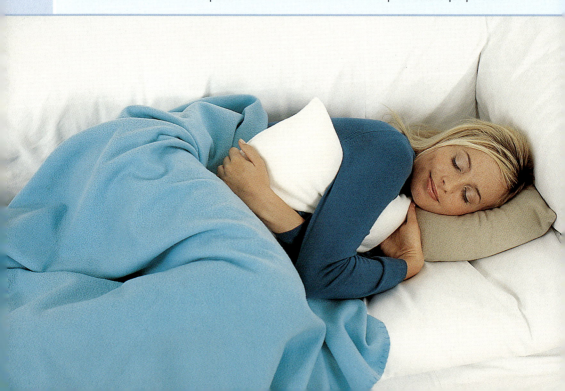

Apologie du sommeil

Faites en sorte que votre corps puisse se reposer et bien récupérer. Passez moins de temps devant la télé. Le soir, faites plutôt une promenade, et surtout, ne vous couchez pas trop tard. Prenez l'habitude de faire une courte sieste l'après-midi, au moment du coup de barre. Cela vous fera le plus grand bien et vous empêchera de sombrer insensiblement dans un état d'épuisement durable. En vous accordant des périodes de récupération plus longues, vous garderez votre plancher pelvien opérationnel toute la journée. Et le soir, agréablement fatiguée, vous vous endormirez facilement. Vous serez ainsi physiquement et intellectuellement plus performante, et aurez plus de goût à l'effort.

Accepter de ressentir

En tant que centre moteur, le bassin doit logiquement bouger. Si tant de gens préfèrent inconsciemment le mettre au repos, c'est certainement parce que cela évite de ressentir les choses trop fortement, notamment les douleurs susceptibles d'y siéger. Beaucoup de femmes ont, en outre, peur d'émettre des signaux érotiques. Or le fait de bouger son bassin peut en effet déclencher un certain nombre de réactions. Ce livre est avant tout un guide de fitness, mais si vous voulez bien vous y autoriser, ce peut aussi être un manuel de découverte de soi.

Les questions qui permettent d'aller plus loin

❯ Lors d'un exercice de renforcement musculaire, demandez-vous l'avantage qu'il y a à avoir plus de force ? Cela correspond-il à l'idée que je me fais de moi ?
❯ Lors des exercices doux : n'y a-t-il pas une certaine tristesse qui ressurgit, peut-être le souvenir de blessures anciennes ?
❯ Lors des mouvements du bassin : des pensées dévalorisantes ou de rejet vis-à-vis de la sexualité vous viennent-elles à l'esprit ?
Par mouvement naturel du bassin, on entend non pas un déhanchement sexy, mais un léger balancement souple et gracieux, semblant indiquer que la personne vit en harmonie avec son corps. Et comme le corps et l'âme sont en relation l'un avec l'autre, il est impossible d'avoir une démarche vraiment décontractée si le bassin ne nous évoque que des choses désagréables. Mais en vous sentant de mieux en mieux dans votre bassin et en ayant l'impression de reprendre possession de cette partie du corps souvent traumatisée, vous constaterez un mieux-être qui ne se limite pas au physique.

N'oubliez pas de respirer !

Lorsqu'on manque de tonus, on a tendance à avoir une respiration plate. Or pour plus de vitalité, il faut plus d'air, car le souffle c'est la vie. Toutefois les avis sont partagés quant à savoir s'il faut inspirer ou expirer lorsqu'on contracte le plancher pelvien. La plupart des individus ont tendance à inspirer quand ils contractent les muscles. Est-ce bien ? Lorsque, après une dure journée de travail, on se laisse tomber sur son canapé, on laisse facilement échapper un profond aaaaahhhhhh… Pour dissiper les tensions, qu'elles soient physiques ou psychiques, l'homme a inventé le soupir. Le fait d'expirer quand on se relâche est naturel, et il ne viendrait à personne l'idée de dire le contraire.
Alors ne faut-il pas contracter sur l'inspiration ? Cela paraîtrait logique.

● Imaginez-vous en train de marcher d'un bon pas sur un trottoir, et tout d'un coup un camion sort en marche arrière d'une porte cochère juste au moment où vous vous apprêtiez à passer. Que faites-vous sans même y penser ? Vous prenez une grande inspiration et tous vos muscles se contractent. Ce réflexe est entièrement naturel. Il s'agit d'une réaction instinctive au danger. Le corps se prépare ainsi à fuir ou à combattre.

● Imaginez maintenant que vous essayez, aidée de quelques amis, de tirer une carriole pleine de pavés. Tout le monde se met en position et l'attelage commence à bouger : « ho hisse, ho hisse ». Sur le ho, vous inspirez, et sur le hisse vous expirez. On peut aussi, bien sûr, retenir sa respiration, mais il est plus facile de tirer quand on expire. Il suffit de penser aux joueurs de tennis, qui à chaque coup de raquette soufflent bruyamment, ou aux haltérophiles, qui, au moment de l'épaulé-jeté, semblent expirer tout l'air qu'ils ont dans les poumons.

Les deux méthodes sont donc valables, et c'est le contexte qui décide. Inspirer sur la contraction et expirer sur le relâchement correspond plutôt aux situations de frayeur. C'est moins efficace quand on a une tâche à accomplir calmement.

Du point de vue physiologique, l'expiration se caractérise par le bombement du diaphragme vers le haut, et le plancher pelvien suit automatiquement : il se soulève légèrement dans un mouvement qui l'amène vers l'intérieur du corps. L'expiration étant perçue par le corps comme un signal de détente, contracter sur l'expiration est plus sain, notamment en cas d'effort intense, puisque cela

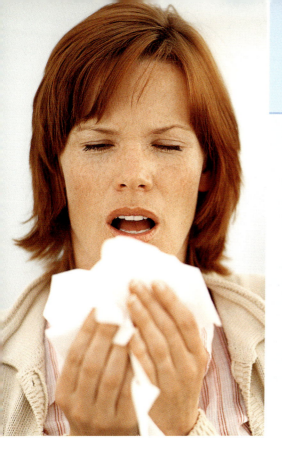

RACLEMENTS, TOUX, ÉTERNUEMENTS, RIRES...

Ces manifestations éruptives provoquent une forte augmentation de la pression intra-abdominale, à laquelle il faut absolument répondre par la contraction du plancher pelvien. Quand un éternuement est sur le point de se produire, la grande inspiration qui le précède se termine, comme vous l'aurez certainement observé, par une amorce de contraction de la part du plancher pelvien. Ce réflexe est salutaire, car le caractère explosif de la sternutation constitue un réel danger pour le plancher pelvien. Comme dans l'exemple du camion, à la page précédente, il est bon que les muscles commencent à se contracter dès l'inspiration, de manière à ce que la contraction soit maximale au moment où l'onde de choc arrive (voir aussi les conseils de page 83).

évite qu'on retienne sa respiration et qu'on lève inutilement les épaules au risque de se les contracturer.

Expirer sur l'effort

● Un conseil : associez systématiquement tout ce qui ressemble de près ou de loin à un effort physique avec l'expiration. Il est plus agréable d'envisager la vie active comme quelque chose que l'on aborde avec maîtrise, plutôt que comme une suite ininterrompue de frayeurs et de relâchements.
Pour tous les gestes de la vie quotidienne requérant le recours à la force physique, aidez-vous de la respiration en expirant sur l'effort.
● En ce qui concerne les exercices de renforcement du plancher pelvien, combinez les plus difficiles avec l'inspiration. Moins un exercice requiert d'effort, moins la coordination respiratoire a d'importance. Il va de soi qu'on ne peut pas expirer à chaque pas qu'on fait.

● Et que faut-il faire en cas d'effort prolongé, par exemple quand on porte une caisse lourde sur plusieurs mètres ? Soulevez sur l'expiration, et puis essayez de garder le plancher pelvien contracté pendant toute la durée de l'effort tout en essayant de respirer normalement. Dans ces conditions, il est bien sûr impossible de respirer profondément par le ventre, mais la poitrine peut se soulever et les flancs s'étirer.

Comment vous entraîner avec ce livre

Mais assez parlé, agissons ! Voici la feuille de route générale, suivie de quelques consignes plus précises quant à la façon de procéder en fonction de votre niveau.

Feuille de route en six chapitres

Ce plan d'action, qui comprend six étapes, va vous permettre de retrouver l'intégralité de votre compétence motrice de manière systématique et dans le respect du corps.

Étape 1 : Apprendre à connaître

Vous renouez avec vous-même - votre corps et votre plancher pelvien. Le ressenti est la condition sans laquelle aucun exercice ne peut être efficace et aucun véritable bien-être n'est possible.

Étape 2 : Épanouissement de la force

Vous sentez votre force et le plaisir qu'elle procure ! Pour activer le plancher pelvien de manière ciblée, il est important de se tenir droite, de posséder des chaînes musculaires en parfait état de fonctionnement et d'avoir une bonne coordination respiratoire.

Étape 3 : Principes moteurs de l'activation

Ces principes vous permettent d'activer votre plancher pelvien sur commande, et de lui conserver une tension de base souple aussi longtemps que nécessaire.

Étape 4 : Assise ou debout, mais dynamique

Vous réalisez qu'il est possible de se tenir assise ou debout immobile tout en restant tonique. Votre corps est ainsi constamment en éveil et vous restez dispose et active toute la journée.

Étape 5 : Se déplacer avec tonus

Vous autorisez votre corps à se mouvoir avec souplesse, comme un animal heureux. En procédant ainsi, vous puisez l'énergie dans le mouvement lui-même.

Étape 6 : Faire de l'effort un plaisir

Vous vous réappropriez les gestes de la vie de tous les jours. Tout ce qui auparavant vous semblait fastidieux, vous paraît maintenant être l'occasion toute trouvée d'un entraînement gratuit.

Comment utiliser ce livre

Les six chapitres de la partie pratique correspondent exactement aux six étapes décrites ci-dessus. Si vous voulez procéder de manière systématique, la meilleure approche est l'approche linéaire, c'est-à-dire page par page, ce qui ne veut pas dire que vous êtes obligée de faire tous les exercices. Vous verrez à la page 42 comment vous concocter un programme d'entraînement en fonction de vos besoins.

CHERS MESSIEURS

Si vous souhaitez utiliser ce livre pour vous entraîner, ne vous laissez pas décontenancer par le fait que beaucoup des tournures employées semblent plutôt concerner les femmes. La méthode s'adresse à tout le monde.
Aux pages 43 et suivantes, vous trouverez des exercices spécialement conçus pour vous !

CONSEIL

Les chapitres 1 à 3 (à partir de la page 48) sont comme un mode d'emploi du plancher pelvien, qu'il faut que vous fassiez vôtre. N'hésitez pas pour cela à prendre tout le temps nécessaire, car il s'agit des bases de l'édifice. Vous pourrez alors profiter pleinement de l'enseignement des chapitres 4 à 6 (à partir de la page 86), où sont exposées les applications pratiques de l'activation du plancher pelvien dans la vie quotidienne.

Le principe d'intégration

Parcourez de préférence les chapitres 4, 5 et 6 l'un après l'autre, et choisissez-y ce par quoi vous voulez commencer, de préférence quelque chose de très concret que vous devez de toute façon faire. Évitez de vouloir trop en faire. Mieux vaut se limiter et être sûre de pouvoir pratiquer chaque jour.

Tablez sur le quotidien

Si vous avez par exemple dix minutes de marche entre le métro et votre travail, faites de ce parcours un terrain d'entraînement. Pareil chez vous, s'il y a des escaliers à monter. Vous pouvez aussi profiter de l'attente à la sortie de l'école lorsque vous allez chercher vos enfants pour vous entraîner à rester tonique en position debout. Pratiquez l'exercice choisi pendant deux ou trois semaines, temps qu'il faut normalement pour que l'activation du plancher pelvien devienne un automatisme dans cette situation, puis passez à un autre exercice.

Définir des priorités – en fonction des besoins

Vous n'avez pas de problèmes de plancher pelvien, mais vous souhaitez avoir plus de force et d'énergie au jour le jour

Concentrez-vous sur les chapitres 1, 2 et 3, jusqu'à ce que le déclic se fasse. Choisissez-y tous les exercices qui vous tentent ou, si vous vous sentez prête, passez aux exercices des chapitres 4, 5 et 6 (à partir de la page 86).

Recommandation pour la grossesse et la maternité

● **Durant la maternité :** le chapitre 1 (Apprendre à connaître) est particulièrement important pour vous, surtout la bascule du bassin. Les exercices de renforcement pur importent moins, à part l'élévation du bassin (p. 64) et dos rond/dos plat (p. 68), qui apprennent à placer correctement le bassin pour éviter de creuser le bas du dos sous l'effet du ventre grossissant. Les principes moteurs (p. 70) vous aideront pour le port des charges. En fin de grossesse, exercez-vous à ouvrir volontairement le plancher pelvien en vous aidant de la respiration (position accroupie, p. 63) – accompagnez le mouvement d'un long «ahhhhh» entre les dents, profond et mélodieux.

● **Pour la rééducation périnéale :** après l'accouchement, ménagez-vous et profitez du bonheur d'être avec votre enfant et de voir votre corps se transformer. Commencez progressivement et en douceur les exercices de renforcement (p. 58). Si, en vaquant à vos occupations ordinaires, vous vous sentez vite épuisée, pensez tout de même à garder votre plancher pelvien bien verrouillé et à vous redresser. Avec les principes moteurs de l'activation (p. 70), vous vous préparerez au retour à la vie active – qui sera probablement un peu plus fatigante qu'avant. Au bout de six semaines, vous passez à votre rythme de croisière : faites les exercices qui vous font du bien jusqu'à ce que vous ayez recouvré toutes vos forces.

Recommandations concernant les troubles les plus fréquents chez la femme

● **Incontinence d'effort légère à moyenne :** en plus des recommandations s'adressant aux personnes bien portantes, vous trouverez au chapitre 2 (à partir de la p. 58) un certain nombre d'exercices spécialement conçus pour les problèmes d'incontinence. Concoctez-vous un petit programme d'un quart d'heure à faire 2 à 5 fois par semaine.

● **Vessie hyperactive :** entraînez-vous comme pour l'incontinence d'effort et, pour inciter votre vessie à plus de coopération, faites, en plus, le petit travail de reprogrammation du comportement mictionnel tel que décrit à la page 21. Ne pas céder à l'impulsion de se précipiter aux toilettes exige beaucoup de concentration ainsi qu'une bonne capacité de verrouillage du plancher pelvien. C'est cela que vous acquerrez grâce au chapitre 2.

● **Prolapsus :** il est préférable de s'entraîner allongée. Évitez surtout de presser avec les abdos (p. 17), comme vous en avez peut-être depuis longtemps l'habitude à chaque effort physique. Apprenez à prendre les choses avec un peu plus de légèreté et facilitez-vous ainsi la vie. Les exercices intégrés vous y aideront.

Les escaliers sont un support d'entraînement gratuit qu'on peut utiliser à tout moment et partout.

Recommandations pour les hommes

Lorsque les hommes se décident à faire quelque chose pour renforcer leur plancher pelvien, ils y mettent généralement beaucoup d'énergie, s'entraînent souvent beaucoup trop longuement, de façon mécanique et en se concentrant uniquement sur la partie effective du travail, à savoir la contraction, au point d'en attraper des hémorroïdes. Trop en faire est donc contre-productif. Que vous cherchiez par l'entraînement du plancher pelvien à soulager votre dos, à améliorer votre résistance physique ou à remédier à des troubles prostatiques, ce qui importe n'est pas tant de renforcer les muscles, rarement affaiblis chez l'homme à ce niveau jusqu'au mitan de la vie, mais d'apprendre à bien relâcher après chaque contraction et d'améliorer la mobilité du bassin. Entraînez-vous au maximum deux fois 15 minutes chaque jour.

Donnez-vous le temps de « redescendre » et commencez toujours par la bascule douce du bassin (p. 52). Ne contractez pas par à-coups. Laissez plutôt, pour chaque exercice, la force venir et repartir lentement. Après la séance, restez allongé pendant quelques minutes dans une position de relaxation en cherchant simplement à ressentir votre plancher pelvien. L'affinement de la perception est fondamental.

● **Diminution de la puissance sexuelle :** lorsque l'érection n'est plus ce qu'elle était, beaucoup d'hommes croient pouvoir remédier au problème en contractant davantage les muscles du bassin. Or cela a surtout pour effet de réduire encore plus l'afflux de sang. Mieux vaut, au contraire, tabler sur la relaxation et s'en remettre à la force vitale venant du plancher pelvien. On recommande ici la série d'exercices suivante : bascule du bassin (p. 52), pression des talons, tapotis, appui sur un talon (p. 60) et les exercices de relaxation (p. 56). Tout en travaillant, comptez les secondes dans votre tête : chaque contraction doit être suivie d'un relâchement au moins aussi long.

● **Incontinence suite à une opération de la prostate :** si l'incontinence se produit dans la journée et que vous percevez l'urgence, vos chances de guérison sont bonnes. Les exercices recommandés dans votre cas sont la bascule du bassin (p. 52) l'ouverture/fermeture des hanches (p. 62), les exercices de relaxation (p. 56), la marche murale (p. 62) et les tapotis (p. 60). Par ailleurs, allongez-vous pendant une demi-heure tous les après-midi afin de vous reposer et d'accorder un peu de répit à votre plancher pelvien stressé.

● **Fuites urinaires « dues à la prostate » :** s'il s'agit d'un simple prostatisme sans adénome, un entraînement pelvien axé sur la relaxation pourra atténuer rapidement les symptômes. S'il y adénome, cet entraînement ne peut de toute façon pas faire de mal. En revanche les exercices de renforcement sont ici moins utiles. Tenez-vous-en surtout aux exercices de perception, comme, par exemple, la bascule du bassin (p. 52) ou les exercices de relaxation (p. 56).

Mal de dos : lombalgies, discopathies

Ne vous entraînez pas durant les crises. Le reste du temps, étirez-vous et assouplissez votre bassin. Ces mesures sont souvent très efficaces pour soulager les troubles et éviter les récidives. Tous les exercices des chapitres 1 et 2, notamment l'élévation du bassin, sont ici bénéfiques, ainsi que les principes moteurs de l'activation (p. 70). Recherchez par ailleurs dans la partie intégration (p. 86) ce qui correspond à votre quotidien : position assise tonique si vous passez beaucoup de temps assis, bien soulever si vous avez un travail physique – et mettez tout ça en pratique.

Comment s'entraîner correctement

Même si ce guide a pour but de rendre, à terme, l'entraînement superflu – on ne peut pas se passer des exercices pour commencer. En vous concoctant, à partir des exercices proposés aux chapitres 1 à 3, un programme qui vous convient, vous n'aurez pas trop de mal à vous motiver. Le principal est que vous preniez du plaisir à exercer votre force.

Trouvez le mode qui vous convient

Proposition 1 : rationnellement. Entraînez-vous brièvement, avec énergie et concentration, à chaque fois que votre emploi du temps vous le permet.
Proposition 2 : voluptueusement. Concevez votre programme d'exercices de manière à y trouver le maximum de plaisir, et entraînez-vous en prenant votre temps, en musique et avec une bouillotte, et une petite récompense.

Comment, quand, où ?

La pièce doit être bien chauffée. Ne vous entraînez pas juste après le repas et prenez le temps de vous installer et de laisser redescendre la pression : bâillez, étirez-vous, ressentez ce qui se passe dans votre corps et relaxez-vous.

Ce dont vous avez besoin pour vous entraîner

Pour les exercices en position allongée, le mieux est d'utiliser un tapis de gymnastique ou une couverture épaisse. Un matelas dur peut également faire l'affaire. Pour les exercices en position assise, vous aurez besoin d'une chaise ou d'un tabouret au siège parfaitement horizontal et pas trop mou. Un petit coussin rempli de noyaux de cerises peut être utile pour garder une bonne posture. Vous aurez en outre besoin d'une petite serviette-éponge, d'un panier, d'une pile de livres, d'environ 3 m de corde à linge ou de ficelle, d'une balle de tennis et d'un haltère (d'environ 2 kg) ou, à défaut, d'un objet lourd et facile à tenir à la main.

Avec mesure, régularité et constance

Si vous vous entraînez un quart d'heure plusieurs fois par semaine, c'est très bien. Vous serez vite récompensée de vos efforts. Sinon il vous faudra un peu plus de temps. Mais ne commettez pas l'erreur de vouloir forcer les choses, car à vouloir obtenir le maximum de résultats en un minimum de temps, on risque les contractures. Travaillez régulièrement et avec constance. Vous pourrez ainsi bientôt remplacer les exercices par la gymnastique intégrée.

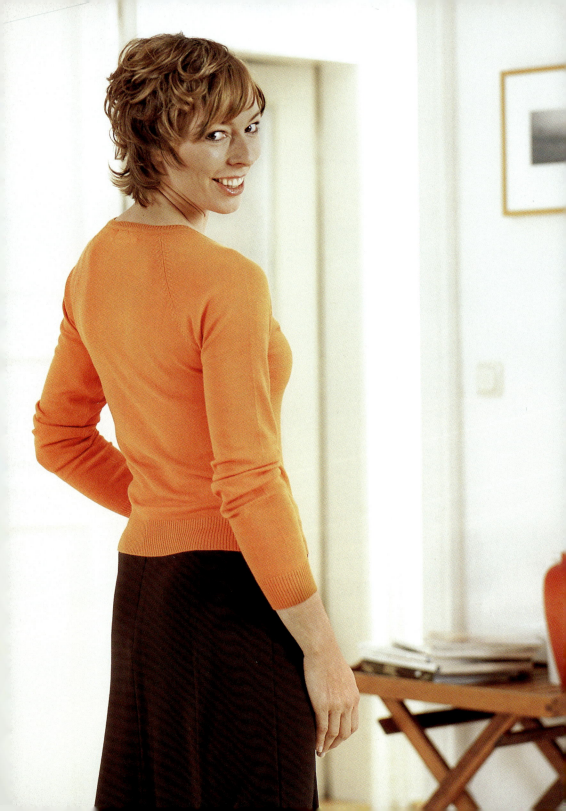

S'entraîner
au quotidien

Vous êtes fermement décidée à mettre votre plancher pelvien au travail ? Parfait ! Mais avant toute chose, il faut chercher à mieux le connaître. Grâce à des exercices simples, vous apprendrez à l'activer consciemment, à le renforcer, et, finalement, à l'utiliser de manière optimale dans la vie de tous les jours.

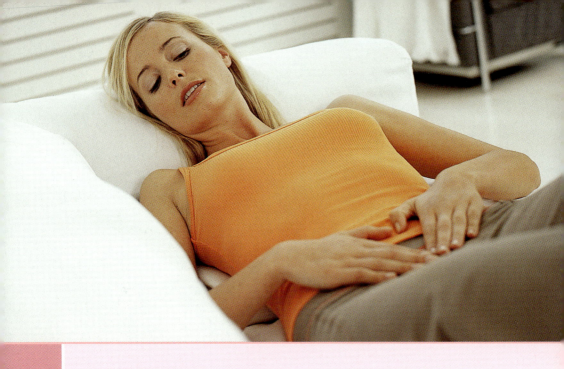

Première étape :
apprendre à connaître

Prenez les ingrédients suivants : une perception correcte des
muscles situés à la base du tronc, un bon
maintien, une vigilance particulière vis-à-vis
des erreurs fréquemment commises et, en
sus, beaucoup de relaxation. Mélangez le
tout et vous obtiendrez une base idéale, pré-
lude à l'intégration du travail pelvien dans la
vie quotidienne. La première étape de
l'entraînement met ces ingrédients à votre
portée. Le problème avec le plancher pelvien, c'est que cet ensemble de muscles est si
bien caché qu'il est difficile à percevoir de

prime abord. Mais pour qui a déjà
l'habitude d'éprouver son corps, cela va assez
vite, à partir du moment où l'on s'y met.
Comme toutes les autres facultés, la perception du corps est quelque chose qui se travaille, car notre cerveau crée de nouvelles
synapses à chaque fois qu'il en a besoin.
Vous n'avez donc aucune raison de vous en
faire. Si vous ne vous êtes encore jamais in-
téressée à votre plancher pelvien, il est tout à
fait normal que vous ne soyez pas bien sûre,
au départ, de ce que vous percevez. Ne vous
découragez pas, efforcez-vous de pressentir,

ressentir et comprendre. Soyez attentive, patiente et indulgente avec vous-même. Votre cerveau apprendra vite et votre ressenti s'améliorera de jour en jour. Si vous avez dès le départ une bonne expérience de votre propre corps, ce chapitre sera pour vous une simple promenade de santé - l'occasion de revoir les bases de la coordination des mouvements, qui trouve sa source dans le plancher pelvien.

Le plancher pelvien exactement

Commencez par explorer les trois plans de votre plancher pelvien. Avec un peu d'entraînement vous pourrez les distinguer (approximativement) et les dissocier (plus ou moins). Les mobiliser isolément les uns des autres est chose impossible, car le plancher pelvien forme une unité fonctionnelle. Cependant, certains exercices permettent, par l'activation de chaînes musculaires spécifiques, de contracter ou relâcher plus particulièrement un plan qu'un autre. Ce sujet sera abordé plus en détail au chapitre 2. En tout cas, sans être encore capable de cerner parfaitement ces différents plans, vous pouvez d'ores et déjà jouir de cette source d'énergie qui est en vous.

Marche à suivre : consacrez à cette première étape 30 minutes 3 ou 4 fois par semaine. Répétez les exercices aussi souvent vous voulez, tant que vous sentez que ça vous fait du bien.

OUBLIEZ LES MUSCLES ACCESSOIRES

S'il n'est pas si important de distinguer les différents plans du plancher pelvien, il faut, en revanche, avoir conscience de tout ce qui se passe autour. Vous devrez donc bien faire la différence entre muscles du plancher pelvien et muscles fessiers, abdominaux ou cruraux. Beaucoup d'individus contractent à tout hasard tout ce qui se trouve entre la nuque et le gros orteil, croyant ainsi s'entraîner plus efficacement. Or, à procéder ainsi, on risque de se faire plus de mal que de bien, car cela crée une pression intra-abdominale importante et inutile (voir p. 17)

Plus vous parviendrez à isoler votre plancher pelvien, plus celui-ci sera performant. Tout est question de répartition du travail. On a tendance à trop solliciter les fessiers, les abdos et les cuisses et pas assez le plancher pelvien. Il ne s'agit pas de faire reposer tout l'effort sur ce dernier, mais de ne se servir des autres groupes musculaires que dans la mesure où ils sont utiles à l'accomplissement du geste. En prenant systématiquement le plancher pelvien comme base, tous vos mouvements seront plus efficaces.

IMPORTANT !

Exploration plan par plan

Vous aurez besoin d'une chaise ou d'un tabouret avec un siège parfaitement horizontal et pas trop mou, d'une hauteur permettant à la cuisse et au bas de la jambe de former un angle droit. Ayez une petite serviette-éponge à portée de main.

Position assise de base

> Asseyez-vous sur la partie avant du siège, jambes écartées de la largeur du bassin, pieds parallèles dirigés vers l'avant. Concentrez-vous sur le contact entre vos plantes de pied et le sol, comme si vous vouliez prendre racines.

> Grandissez-vous au maximum. Imaginez pour cela une jolie couronne posée sur votre tête ou un fil doré par lequel quelqu'un tirerait le sommet de votre crâne vers le plafond. Surtout regardez droit devant vous et ne cassez pas la nuque ! **1**

> Basculez maintenant légèrement votre bassin d'avant en arrière et inversement pour bien sentir les tubérosités ischiatiques (pointe des fesses). Quand vous arrondissez le dos, elles partent vers l'avant, et le poids du corps se déplace sur le coccyx. **2** Quand vous creusez le bas du dos, les tubérosités se soulèvent et le poids du corps se déplace sur le haut des cuisses. **3** Recherchez la position médiane, de manière à vous retrouver en équilibre sur la pointe des fesses, à la fois redressée et détendue.

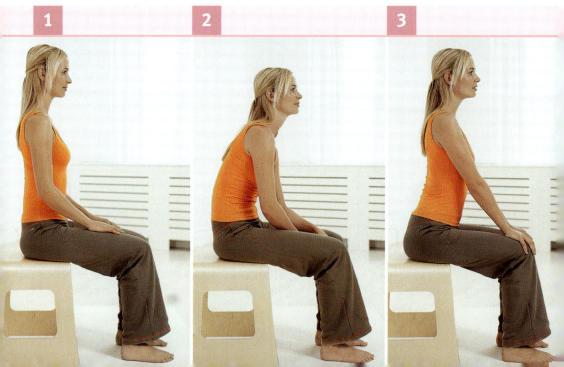

> Pour percevoir les trois plans du plancher pel-
vien, enroulez la serviette et asseyez-vous à
califourchon dessus. En basculant d'avant en
arrière sur la pointe des fesses, vous ressen-
tirez très clairement une pression.

Plan superficiel – fermeture des sphincters

> Essayer de « saisir » doucement la serviette.
Surtout ne forcez pas. Il s'agit d'une toute
petite contraction, comme un clignement
d'œil. L'idée de saisie vous fait utiliser les
bons muscles. Le mouvement se traduit
par une légère augmentation de la pression exercée sur la serviette.
> Vous pouvez diriger votre attention davan-
tage vers l'avant ou vers l'arrière, en direc-
tion de l'anus, mais le plan superficiel se
meut toujours d'un bloc. En intensifiant la
contraction, vous devriez avoir une
impression de verrouillage plus marqué.

Plan moyen

Chercher à rapprocher les tubérosités ischiatiques l'une de l'autre est le meilleur moyen
pour percevoir le plan moyen.

> Localisez vos tubérosités ischiatiques (pointe
des fesses) et essayez de les rapprocher de
la serviette, comme si elles étaient tirées
l'une vers l'autre par un élastique. Ne bou-
gez pas les fesses et ne pressez pas avec les
abdos, même si c'est tentant ! Le mouvement est subtil et de très faible amplitude.

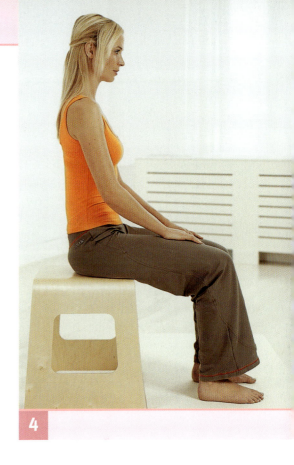

4

Plan profond

Le plan profond est moins facile à localiser
que les deux autres. Mais nous y arriverons
quand même, car c'est lui que nous utilisons quand nous allongeons le dos.

> Tout en gardant le dos bien droit, tirez le
coccyx vers le bas et l'avant, de manière à
redresser le bassin. Si, en même temps,
vous rapprochez les tubérosités ischiatiques l'une de l'autre, vous percevrez le
plan profond. **4** Si vous avez tout d'un
coup comme un sentiment de force dans
le bas du dos, c'est que vous y êtes !

Bascule du bassin

Le plancher pelvien ne peut être vraiment dynamique et fort que dans un bassin mobile. L'exercice de bascule accroît cette mobilité efficacement et en douceur. Il vous permettra d'échauffer et d'assouplir le plan profond, et de poser la première pierre pour l'édification de votre « force tranquille ». En même temps, cela est très bon pour votre dos. Vous pouvez même le faire, installée sur votre canapé ! Mais, dans un premier temps, mieux vaut s'entraîner sur un tapis ou une couverture chaude étalée au sol.

« ACTIVEZ VOTRE PLANCHER PELVIEN »

Cela signifie mettre les trois plans l'un après l'autre en tension, comme décrit ci-dessus. Voici un petit mémento qui vous aidera : « **Verrouiller les sphincters, rapprocher les tubérosités ischiatiques (pointe des fesses), allonger le dos et rester bien droite** ». Une fois l'activation effective, relâchez un peu les sphincters, mais maintenez la contraction entre les tubérosités, et gardez le dos bien engagé, car c'est là la base d'un port actif. Limitez-vous dans un premier temps à des mouvements légers et de faible amplitude. Jouez, ressentez, familiarisez-vous et toutes vos questions se résoudront d'elles-mêmes. Vous découvrirez quantité de choses sur les postures de soutien et les méthodes d'amplification de la force.

Bascule douce

❯ Allongez-vous confortablement sur le dos, jambes fléchies, écartées de la largeur du bassin, plantes des pieds en contact avec le sol. Pour mieux vous détendre, vous pouvez placer un petit coussin sous votre tête.

❯ Respirez normalement et sentez votre ventre se gonfler sur l'inspiration, et votre paroi abdominale redescendre sur l'expiration.

❯ Soulevez légèrement les lombaires sur chaque inspiration de manière à creuser un peu le dos. **1**

❯ Sur l'expiration, reposez les lombaires au sol, vertèbre après vertèbre, tout en tirant légèrement les fesses vers les talons. **2**

❯ Laissez l'air aller et venir tranquillement tandis que votre bassin bascule doucement d'avant en arrière et d'arrière en avant au rythme des mouvements respiratoires. À chaque inspiration, vous devez avoir l'impression que votre corps s'allonge.

Bascule énergique

❯ Commencez avec la bascule douce.

❯ Si vos mouvements sont fluides, vous devriez commencer à percevoir votre plancher pelvien. Si la position allongée rend sa localisation difficile, glissez une balle de tennis dans votre slip, au niveau du périnée (entre l'anus et le vagin ou l'anus le scrotum). La pression ainsi créée va vous guider.

❯ À chaque fois que vous expirez, votre plancher pelvien fait de lui-même un mouvement vers l'intérieur ? C'est tout à fait

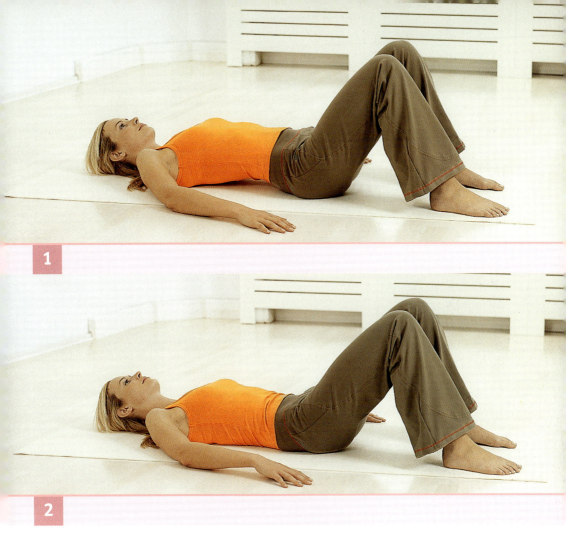

1

2

normal, car il suit le diaphragme, qui se bombe vers le haut sur chaque expiration.

> Exagérez un peu ce mouvement du plancher pelvien vers l'intérieur, en contractant légèrement celui-ci au rythme de votre respiration. Pour vous aider, pressez les plantes des pieds contre le sol sur chaque expiration, comme si vous vouliez vous reculer.

> Vous pouvez y mettre plus de force si vous le souhaitez, à condition de toujours rester détendue.

> Basculez votre bassin d'avant en arrière et d'arrière en avant aussi longtemps que vous voulez. Au début, soyez bien attentive à toujours allonger le dos en même temps que vous expirez et que vous contractez le plancher pelvien.

Plus tard, vous pourrez faire la même chose allongée sur votre canapé – si celui-ci est pourvu d'un accoudoir contre lequel vous pouvez vous appuyer en position demi-assise.

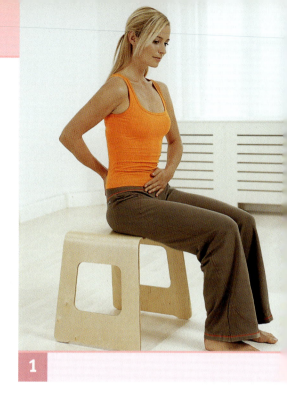

1

Sécurité maximale

Se tenir cambrée et presser à tout bout de champs avec les abdos (p. 16-17) est très mauvais pour le plancher pelvien. Comme il s'agit d'habitudes malheureusement très répandues, mieux vaut s'y attaquer d'emblée. L'hyperlordose (cambrure excessive) gêne l'activation du plancher pelvien. Par ailleurs, en pressant souvent avec les abdos, on pousse vers le bas des choses qui devraient au contraire rester en haut.

Corriger la cambrure

En creusant le bas du dos, vous étirez le plan profond du plancher pelvien qui perd ainsi toute sa force. À l'inverse, quand vous redressez le bassin, en tirant le coccyx vers le bas et l'avant tout en allongeant le dos, le plancher pelvien retrouve sa position fonctionnelle et vous récupérez toute votre force.

CONSEIL

GROGNEZ !

Essayez, rien qu'une fois, pour voir à quel point ce geste menaçant, qui nous ramène à un lointain passé, augmente automatiquement la contraction du plancher pelvien. Pour ne pas abîmer vos cordes vocales, tenez-vous-en à un grondement profond émis avec la gorge, et évitez de le faire trop souvent.

> Asseyez-vous sur une chaise, de profil devant un miroir, de manière à n'avoir qu'à tourner la tête sur le côté pour vérifier le placement de votre dos et de votre bassin. Placez-vous dans la position de base (p. 50). Enracinez-vous dans le sol avec vos pieds et imaginez que quelqu'un vous tire vers le plafond par une ficelle accrochée au sommet de votre tête.

> Placez une main sur le bas de votre ventre et l'autre sur le bas de votre dos, qui forme naturellement une légère courbure. Faites basculer doucement votre bassin entre vos mains.

> Sur une expiration, activez votre plancher pelvien : fermez les sphincters et rapprochez les tubérosités ischiatiques. **1** Tout en vous aidant de vos mains, redressez le bassin (rétroversion) et allongez le dos. Imaginez-vous en train de faire glisser vos

vertèbres lombaires dans le creux de votre main comme pour les ramasser.

> Sur l'expiration, revenez à la position initiale.

Relâcher la pression des abdos

Une légère contraction des abdominaux permet de stabiliser le tronc lors de l'activation du plancher pelvien. En revanche, presser avec les abdos est très mauvais, car cela favorise le déplacement des organes vers le bas.

> Allongée sur le dos, jambes fléchies et plante des pieds en contact avec le sol, posez les mains sur votre ventre.

> Activez très progressivement votre plancher pelvien : fermeture des sphincters, rapprochement des tubérosités ischiatiques, allongement du dos et maintien de la position.

> Placez vos mains alternativement sur le bas et sur le haut du ventre, et cherchez à percevoir ce qui se produit. **2** Le bas du ventre se contracte et rentre légèrement. C'est normal. Le haut du ventre peut se

contracter légèrement, mais ne doit pas rentrer. Si votre paroi abdominale devient dure, c'est qu'elle n'en peut plus. Massez-la doucement par des grands mouvements circulaires et récupérez.

> Pendant que vous activez votre plancher pelvien, demandez-vous « Est-ce que ça tire vers le haut ? ». Si c'est le cas, vous devez vous sentir stable et légère malgré l'effort. Ou bien « Est-ce que ça tire vers le bas ? ». Observez aussi votre respiration. Si elle est fluide, c'est bon signe, car presser avec les abdos va généralement de pair avec une rétention d'air.

> Si vous ne pouvez pas vous empêcher de presser les abdos sur l'effort, évitez dans un premier temps de mettre trop de force dans les exercices d'activation. Contentez-vous d'une contraction légère. Il faut savoir se montrer patiente. Presser avec les abdos est une habitude, et comme toute habitude on peut agir dessus, même si cela prend un peu de temps.

2

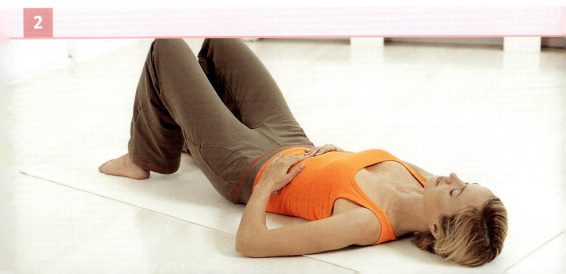

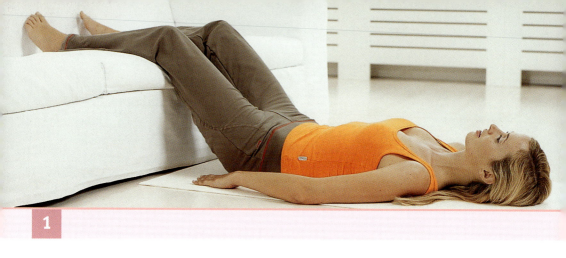

Relaxation approfondie

Vous faites partie de ces personnes très actives, qui aiment faire du sport à leurs heures perdues alors qu'elles ont un travail déjà très prenant ? Ou bien vous vous êtes beaucoup dépensée physiquement dans votre prime jeunesse ? Vous avez tendance à rester bloquée sur vos conflits intérieurs et vos pensées négatives ? Quel que soit le cas, il est donc tout à fait possible que vous ayez développé au fil du temps un tonus musculaire élevé afin de pouvoir supporter le surmenage physique ou mental. Les tensions musculaires profondes ont cette particularité que, très vite, on ne les perçoit plus. Les muscles, durcis, se fatiguent sous l'effet de la contraction ininterrompue. Un muscle continuellement contracté est beaucoup moins performant. Aussi la relaxation est-elle indispensable si l'on veut être capable d'un vrai déploiement de force.

Remarque : si vous êtes une « dure à cuire », n'hésitez pas malgré tout à faire les exercices de renforcement (p. 58 et suiv.) car il est souvent plus facile de se relâcher après avoir fait un effort. Mais mettez néanmoins l'accent sur la relaxation et faites des pauses plus longues.

Ascenseur pour le sous-sol

> Allongez-vous sur le dos, mollets posés sur un lit ou un canapé.

> Activez votre plancher pelvien sur l'expiration (mémento, p. 52) et accentuez la contraction sur trois temps. **1**

> Sur l'inspiration, relâchez lentement la tension en comptant à rebours : trois, deux, un, zéro.

> Sur l'inspiration suivante, relâchez encore plus : – 1, – 2 et, si vous le pouvez, – 3.

> Placez les mains sur le bas du ventre et contentez-vous, pendant quelques respirations, d'être à l'écoute de ce qui se passe en vous, tout en émettant un long aaaahhhhh… profond et voluptueux entre les dents. Sur chaque expiration, laissez-vous sombrer encore plus.

> Recommencez la procédure deux ou trois fois.

Variante : si vous voulez vous relaxer encore davantage, préparez une bouillotte et placez-la sur votre ventre une fois l'exercice terminé. Vous pouvez aussi vous entraîner dans le bain ou au sauna.

Massage de l'intérieur des jambes

Grâce à ce massage doux, vous renforcerez vos « méridiens Yin », canaux dans lesquels circulent les énergies féminines, selon la médecine traditionnelle chinoise. Cette forme simple de digitopuncture vous mettra en relation plus étroite avec votre cavité pelvienne et la force qui en émane.

> Asseyez-vous confortablement au sol ou sur votre lit, hanches en ouverture et plantes des pieds l'une contre l'autre, sans exercer de pression.

> Effleurez deux ou trois fois l'intérieur de vos cuisses et de vos jambes avec les mains **2** et les avant-bras **3** , en allant de l'aine jusqu'au talon.

> Parcourez par petites pressions du pouce l'arc de cercle formé par l'une et l'autre branche ischio-pubienne (allant du pubis jusqu'à la tubérosité ischiatique), dans un sens, puis dans l'autre.

> Massez et frictionnez la face interne des talons, tant que cela vous fait du bien. **4**

> Pour finir, effleurez vos jambes encore deux ou trois fois, plus énergiquement qu'au début.

Variante : pour un peu plus de sensualité, mettez une musique que vous aimez et massez-vous dévêtue avec une huile parfumée.

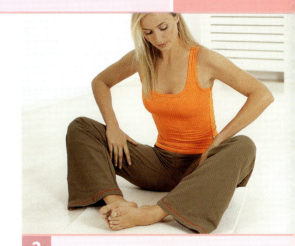

2

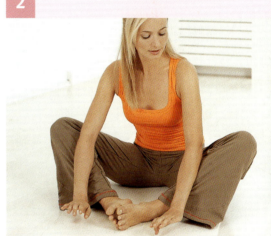

3

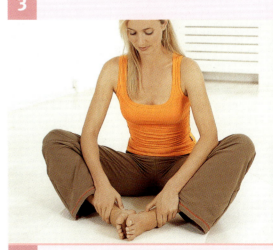

4

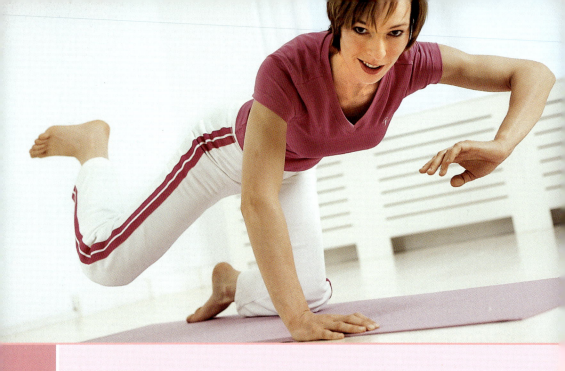

Deuxième étape :
épanouissement de la force

Vous ressentez maintenant toute la force résidant à la base de votre tronc. Vous êtes à même d'activer les trois plans de votre plancher pelvien et d'en augmenter l'effet en jouant sur d'autres groupes musculaires et en vous aidant de la respiration. Représentez-vous la contraction de votre plancher pelvien sur une échelle allant de 0 à 100 % :

- 0 % correspond au relâchement total,
- 100 % à la contraction maximale, celle dont on a besoin quand il faut faire un gros effort.
- Pour tous les autres gestes, le degré de contraction du plancher pelvien se situe quelque part entre 0 et 100.

Bien qu'approximative et subjective, cette estimation peut s'avérer très utile. En faisant les exercices de renforcement qui suivent, essayez d'atteindre un pourcentage élevé !

Travail musculaire

Si vous voulez avoir de gros biceps, il ne suffit pas de fléchir dix fois chaque bras. D'une part, cela ne sollicite le muscle qu'à environ 20 % de sa capacité et, d'autre part, il faudrait beaucoup plus de répétitions. Pour prendre de la masse musculaire, il faut un poids et un grand nombre de répétitions. Et si l'on s'entraîne intensément, il est en outre important de bien récupérer entre chaque séance. Les muscles dont se compose le plancher pelvien sont des muscles striés, comme le biceps. Contrairement aux muscles lisses, ils obéissent à la volonté et on peut les faire travailler. Les exercices ci-après sont au plancher pelvien ce que les exercices avec haltères sont aux biceps.

Ce qu'on doit normalement ressentir

● Si, lors des exercices de renforcement musculaire, vous avez envie de demander grâce, c'est que quelque chose ne va pas. Avec un plancher pelvien correctement activé, on va chercher la force au fond de soi et l'on n'a pas de difficulté à faire les mouvements.

● La paroi abdominale peut se contracter, mais il ne faut pas que vous ayez l'impression que le contenu de votre ventre se trouve poussé vers le bas.

● C'est très bon signe si vous avez l'impression de grandir et de devenir plus stable. Le plancher pelvien offre une prise et confère un sentiment de maîtrise.

● Si vous vous sentez bien en vous entraînant et que vous avez goût à l'effort, c'est que vous avez saisi le truc !

Comment bien s'entraîner : concoctez-vous un petit programme de 15 à 30 minutes. Chaque exercice demandant un effort doit être suivi d'un exercice de récupération ou de relaxation. Le nombre des répétitions est

fonction de la longueur de vos cycles respiratoires. Dix répétitions sont une bonne moyenne, mais ce peut aussi être 3 fois 5 avec une petite pause entre les séries. Les exercices auxquels vous devez donner la priorité et la durée de vos séances d'entraînement dépendent de votre niveau de départ. Les recommandations des pages 42 à 44 sont un bon point de repère, mais rien ne vous oblige à les suivre à la lettre.

Prenez le temps au début de bien étudier chaque exercice. Entraînez-vous une fois par jour, 4 ou 5 jours par semaine : vous sentirez rapidement les résultats.

Les recommandations des pages 42 à 44

CONSEIL

EXEMPLE DE PROGRAMME D'EXERCICES

› S'allonger, s'étirer et bâiller	2 min
› Bascule douce du bassin	1 min
› Bascule énergique du bassin	2 min
› Bascule douce du bassin	1 min
› Pression des talons	2 min
› Tapotis	1 min
› Table à deux pieds	2 min
› Bascule douce du bassin	1 min
› Ouverture/fermeture des hanches	2 min
› Relaxation accroupie	1 min
› Dos rond/dos plat	2 min
› Étirement en opposition	1 min
› Gainage parfait	2 min
› S'étirer, se prélasser, se reposer et être à l'écoute	2 min

Plan superficiel

Pression des talons

> Allongez-vous confortablement sur le dos, jambes écartées de la largeur du bassin, fléchies à environ 90°, plante des pieds en contact avec le sol.

> Veillez à ce qu'il n'y ait pas de tensions dans la nuque. Placez au besoin un petit coussin ou une serviette enroulée sous votre tête. Tirez légèrement le menton vers le sternum et allongez la nuque. Gardez cette position tout au long de l'exercice.

> Inspirez profondément, puis soulevez l'avant des pieds en gardant les talons au sol.

> Sur l'expiration, enfoncez le bas du dos dans le sol, puis activez votre plancher pelvien (p. 52) et pressez ferment les deux talons dans le sol à la verticale. **1** Sentez comme la pression exercée par les talons intensifie la contraction du plancher pelvien.

> Sur l'inspiration, relâchez la tension et ramenez doucement le bassin en position neutre.

> Répétez l'exercice plusieurs fois au rythme de votre respiration. Vous pouvez garder les orteils décollés du début à la fin. Intensifiez la contraction de votre plancher pelvien autant que vous voulez, mais il faut que le ventre reste relâché.

Appui sur un talon

> Commencez comme pour l'exercice précédent.

> Une fois le plancher pelvien activé et les talons enfoncés dans le sol, levez la jambe droite, sans la tendre, décollez un peu les fesses du sol et faites des petits mouvements de bas en haut avec le bassin. **2**

> Maintenez la tension dans le plancher pelvien pendant environ 20 secondes tout en changeant régulièrement de jambe. Respirez normalement tout du long.

Variante : faites de grands mouvements de pédalage avec la jambe levée tout en maintenant le plancher pelvien en tension.

Tapotis

> La plante des pieds reste ici entièrement en contact avec le sol. Soulevez légèrement le bassin et reposez-le au sol, soit par de petits mouvements rapides et quasiment imperceptibles, soit lourdement, comme pour frapper le sol. Le geste ne doit toutefois pas être brusque et faire des impacts, mais doux et vibrant, car le but est de dissiper les tensions.

> Accompagnez le mouvement d'un bourdonnement sonore.

Conseil : si votre région pelvienne est contractée, vous pouvez intercaler quelques tapotis entre chaque répétition ou une série d'exercices de renforcement.

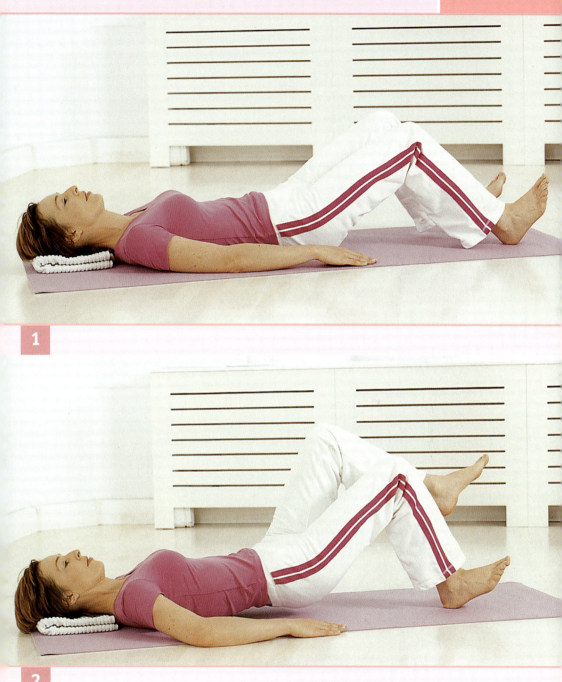

1

2

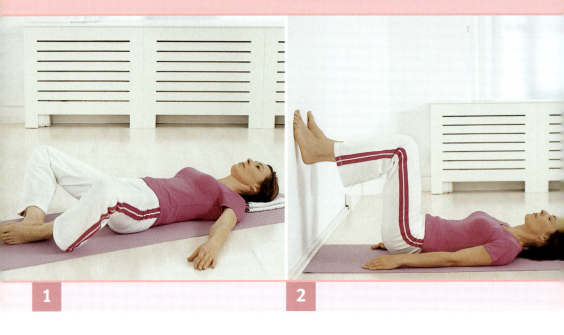

1

2

Plan moyen

Ouverture/fermeture des hanches

> Allongez-vous confortablement sur le dos, fléchissez les jambes et laissez-les tomber de part et d'autre, plantes de pieds l'une contre l'autre. Si cette position vous procure une sensation désagréable au niveau des hanches, placez un gros oreiller sous chaque genou.
> Inspirez lentement et profondément.
> Sur l'expiration, plaquez le bas du dos contre le sol, activez votre plancher pelvien et pressez vos pointes de pied l'une contre l'autre. **1**
Peut-être aurez-vous l'impression d'une activation plus accentuée sur la partie avant du plancher pelvien.

> Sur l'inspiration, relâchez la pression et ramenez votre bassin en position neutre.
> Répétez la manœuvre plusieurs fois au rythme de votre respiration, en contractant de plus en plus le plancher pelvien tant que cela reste agréable.

Marche murale

> Allongez-vous sur le dos, jambes fléchies à 90° et pieds contre un mur. Le buste et les cuisses forment un angle droit.
> Inspirez profondément.
> Sur l'expiration, plaquez le bas du dos contre le sol et appuyez avec vos pointes de pied contre le mur, tout en activant le plancher pelvien. Le bassin se soulève légèrement. **2**
> Respirez normalement et gardez le plancher pelvien contracté. Décollez alternati-

vement un pied puis l'autre en faisant un pas en arrière un pas en avant, toujours sur la pointe des pieds. **3**
Sentez comme la contraction du plancher pelvien suit le mouvement et se déplace avec lui.

Relaxation accroupie

Cette position ouvre et étire. Certaines s'y trouvent très bien, d'autres la détestent. Si vous faites partie de la deuxième catégorie, n'insistez pas, car le but est de se détendre et non pas de souffrir. Faites des tapotis à la place (p. 60).

> Debout, jambes écartées de la largeur des épaules, descendez les fesses jusqu'en bas en plaçant les bras en avant de manière à ce qu'ils viennent se placer entre les genoux. **4** Gardez les talons au sol. Si vous avez tendance à partir en arrière, vous pouvez enrouler votre tapis et poser les talons dessus. Bien que prononcé, l'étirement dans les jambes et les hanches doit rester agréable.
> Joignez les mains et, sur l'expiration, poussez un aaaaahhhhh profond entre les dents, tout en amenant vos mains jointes vers vous. **5**
> Sur l'inspiration amenez à nouveau vos mains vers l'avant.
> Sur chaque expiration, essayez d'approfondir, et d'étirer davantage et savourez.

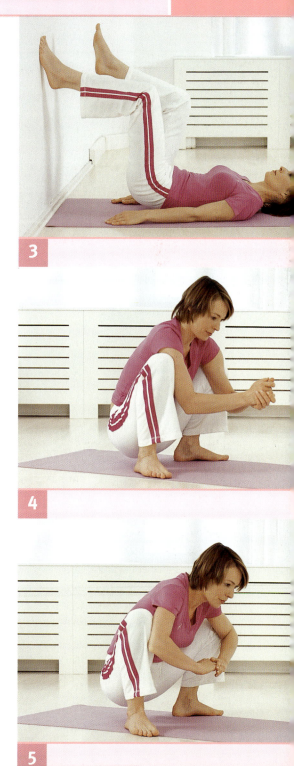

Plan profond

L'élévation du bassin est l'un des exercices les plus importants pour le plancher pelvien et le dos. Consacrez-lui toute l'attention nécessaire.

Élévation du bassin

> Allongez-vous confortablement sur le dos, jambes fléchies, pieds à plat sur le sol.

> Commencez par la bascule du bassin, d'abord doucement, puis énergiquement (p. 52).

> Dès que vous avez trouvé le bon rythme, soulevez un peu plus le bassin en expirant, de manière à ce que vos fesses décollent du sol. Imaginez que quelqu'un vous tire vers le plafond par un fil attaché à votre coccyx. Le bassin commence par basculer vers l'intérieur, puis se soulève. **1**

> Après deux ou trois répétitions du même mouvement, augmentez lentement l'amplitude : décollez les vertèbres lombaires l'une après l'autre. **2**

> Sur chaque inspiration revenez à la position initiale en reposant le bassin au sol vertèbre après vertèbre.

> Si vous avez tendance à creuser le dos, ne montez pas plus haut. Sinon, continuez en décollant également les vertèbres thoraciques.

> Le plancher pelvien reste contracté tant que le bassin n'est pas complètement reposé au sol. Faites régulièrement une petite pose entre deux élévations.

Table à deux pieds

> Inspirez profondément.

> Sur l'expiration plaquez le bas du dos au sol, activez le plancher pelvien, puis soulevez le bassin lentement et avec contrôle, en commençant par le coccyx. Montez le plus haut possible sans creuser le bas du dos. **3** Maintenez la position quelques instants, tout en gardant le plancher pelvien contracté et en respirant normalement.

> En contrôlant toujours le mouvement, redescendez lentement le bassin en reposant le dos au sol vertèbre après vertèbre. Ne relâchez le plancher pelvien qu'une fois l'ensemble du dos en contact avec le sol.

> Relâchez toute tension pendant deux ou trois respirations et concentrez-vous sur ce que vous ressentez au niveau du bassin.

Conseil : le mouvement doit être fluide. Si vous montez par à-coups, le travail n'est pas le même et les bénéfices sont moindres en ce qui concerne le plancher pelvien.

Voici une comparaison pour vous aider à visualiser : imaginez que votre colonne vertébrale est une chaîne de vélo que vous venez de nettoyer et de lubrifier parce qu'elle était grippée. Les chaînons – ici les vertèbres – jouent maintenant aisément.

Variante : on tombe parfois sur un endroit où rouler et dérouler la colonne fait particulièrement du bien. Lorsque c'est le cas, attardez-vous un peu sur ce point en décollant et reposant alternativement les vertèbres correspondantes et en gardant votre plancher pelvien contracté.

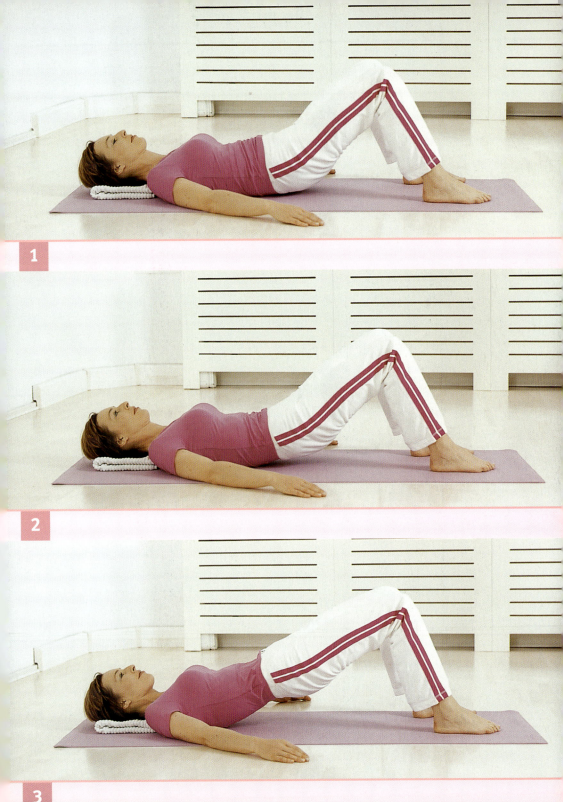

1

2

3

Secousses des jambes

Il s'agit là d'un exercice de décontraction. Vos veines apprécieront.

> Allongée sur le dos, amenez une jambe et puis l'autre, fléchies vers la poitrine.
> Placez les mains sous les fesses, paumes en contact avec le sol, et dépliez lentement les jambes. **1**
> Trouvez une position dans laquelle vous pouvez maintenir les jambes en haut sans que cela demande le moindre effort de la part de vos abdominaux. Votre plancher pelvien est complètement relâché.
> Pour plus de confort, vous pouvez caler votre bassin avec un petit coussin.
> Pour augmenter l'effet décontractant, secouez un peu les jambes, en imaginant deux jeunes peupliers agités par la brise. Poussez en même temps un aaahhh sonore entre les dents, comme si vous étiez un peu maboul.

Au quotidien : se secouer est un excellent moyen de décontracter les muscles et de dissiper les tensions, y compris debout, par exemple en dansant. Mais l'inconvénient en se secouant debout, c'est que cela augmente la pression intra-abdominale, surtout si l'on tape en plus des pieds ou qu'on saute. Ce qui est inoffensif pour un plancher pelvien en béton peut avoir des conséquences négatives en cas de plancher pelvien affaibli. Aussi convient-il d'être prudente.

Tous plans confondus

Le fait d'avoir un plancher pelvien puissant aide à stabiliser le tronc et le dos par en dessous, de manière idéalement sûre et souple à la fois. Les exercices ci-après vont vous permettre, tout en travaillant votre stabilité, de vous faire une idée de la force réelle de votre plancher pelvien.

Un gainage parfait

> Allongez-vous sur le ventre et tournez votre tête d'un côté ou de l'autre **2** , ou bien, faites un petit coussin avec vos mains et posez le front dessus. Si, dans cette position, vous avez tendance à creuser le dos, placez un coussin sous votre ventre. Les pieds sont flexes, orteils dans le sol.
> Inspirez profondément en maintenant votre attention sur le bas de votre dos.
> Sur l'expiration, activez votre plancher pelvien (p. 52) et fléchissez lentement les jambes. **3** Le bassin ne bouge pas et le dos doit rester droit comme une planche.
> Ramenez lentement les pieds au sol, puis relâchez la contraction du plancher pelvien et inspirez.
> Si vous faites ce mouvement sans contracter le plancher pelvien, le bas du dos se creuse automatiquement. Placez une main sur les lombaires et voyez vous-même la différence entre les deux façons de faire.

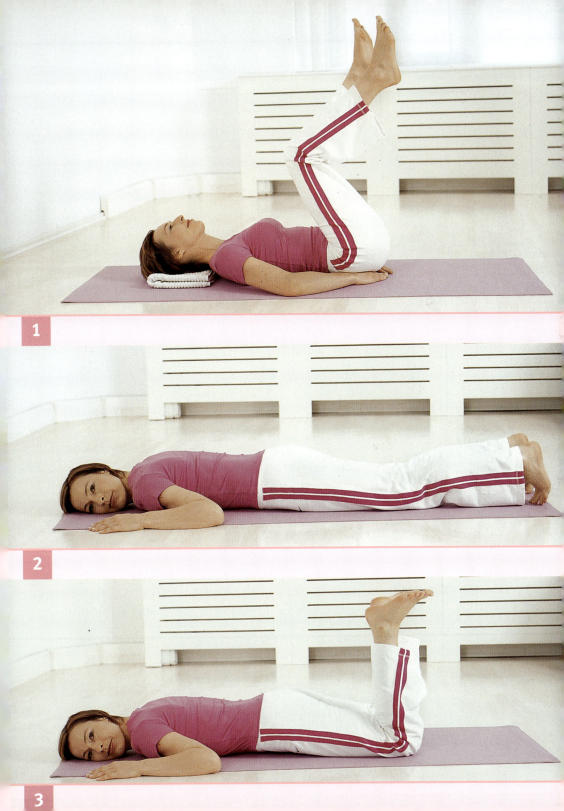

1

2

3

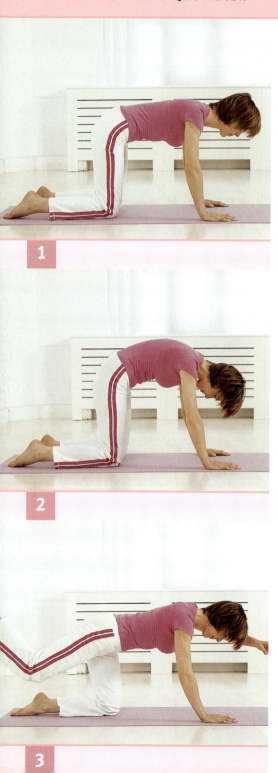

1

2

3

Dos rond/dos plat

Cet exercice est très utile à la fois pour la perception et pour le renforcement.

> Mettez-vous en appui sur les genoux et les mains, bras écartés de la largeur des épaules et jambes écartées de la largeur du bassin. **1**

> Sur l'expiration, activez votre plancher pelvien. Si, ce faisant, le bas de votre dos s'arrondit de lui-même vers le haut, vous pouvez vous féliciter de votre coordination. S'il ne le fait pas automatiquement, il faut lui donner un coup de pouce.

> Maintenez le plancher pelvien contracté et, tout en respirant normalement, essayez différentes positions : dos rond **2** , dos creux, tendez un bras ou une jambe ou les deux en opposition **3** , déplacement du poids du corps vers l'avant ou vers l'arrière, à gauche ou à droite.

> Concentrez-vous tout du long sur votre plancher pelvien et essayez de voir quelles sont les positions dans lesquelles vous avez du mal à le garder contracté et dans lesquelles cela ne vous pose pas de problèmes.

Variante relaxante : étirement en opposition. Accordez-vous ce plaisir une fois l'exercice de renforcement terminé : pour cela, relâchez complètement votre plancher pelvien, bâillez et étirez-vous comme le font les chats et les chiens, en tirant les fesses vers l'arrière. Restez à quatre pattes et faites des grands cercles avec votre bassin.

« PEUT-IL ARRIVER QUE… ? »

À peine commence-t-on à s'intéresser à ce mystérieux ensemble de muscles qu'un certain nombre de questions surgissent – générale-ment toujours à peu près les mêmes, d'une « élève » à l'autre. En voici quelques-unes parmi les plus fréquentes.

J'ai suivi quelques cours de renforcement et le prof nous demandait sou-vent de rentrer le plancher pelvien comme si on voulait l'aspirer.

J'évite personnellement d'employer cette image, car j'ai remarqué que cela pousse beaucoup de femmes à vouloir absolument amener quelque chose vers le haut, de préférence sur l'inspiration et en se crispant complètement. Si vous contractez votre plancher pelvien de manière ciblée, c'est-à-dire en restant par ailleurs détendue, vous aurez effectivement l'impression que quelque chose au niveau de la base tend à monter. Vous vous sentirez grandir. Votre plancher pel-vien se bombera légèrement vers le haut. Cela doit se faire spontanément.

Y a-t-il risque de surmenage du plancher pelvien ?

Les sportives de haut niveau accouchent souvent par césarienne, car leur plancher pelvien est trop tonique. Cela est dû à un entraînement intensif qui n'a rien à voir avec ce que nous proposons ici. L'objectif recherché, en ce qui nous concerne, est non pas de muscler le plancher pelvien, mais de le renforcer tout en l'assouplissant.

Peut-il arriver que le plancher pelvien n'ait pas envie ? Après une journée de travail particulièrement harassante, j'ai essayé de faire mes exercices, mais ça n'a tout simplement pas marché.

Vous avez fait là une expérience fondamentale. Lorsqu'on est épuisée, le plancher pelvien maugrée et fait savoir qu'il est temps de se relaxer et de récupérer. Beaucoup de femmes éprouvent la même chose au premier jour de leurs règles. Il faut décompresser !

Est-il exact que l'entraînement du plancher pelvien augmente le plaisir sexuel ?

Le fait d'avoir un plancher pelvien tonique et bien irrigué aiguise la perception qu'on a de son propre bassin. Le clitoris est plus réceptif aux stimuli, et les orgasmes sont plus intenses. Pour ce qui est des hommes, ceux-ci maîtrisent mieux leur érection et éprouvent davantage de plaisir lorsque leur partenaire contracte ses muscles. Il ne faut toutefois pas surestimer le pouvoir des exercices mécaniques et des appareils destinés à tonifier le vagin. Le sexe ne se résume pas à une histoire de muscles ! Néanmoins, en reprenant totalement possession de votre bassin grâce à l'entraînement, vous maîtriserez mieux vos muscles, à la fois sur la contraction et le relâchement – et vous serez plus à même de donner du plaisir et d'en recevoir.

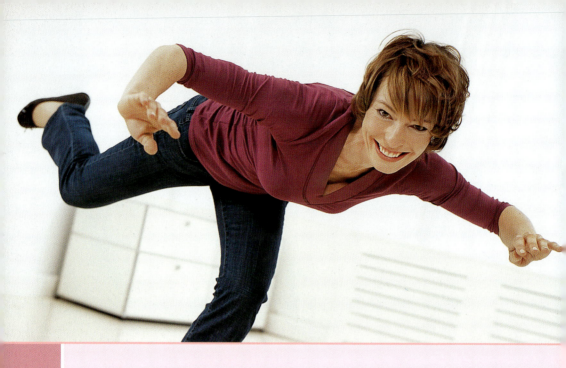

Troisième étape : les principes moteurs de l'activation

Vous allez vous demander pourquoi vous n'y aviez pas pensé vous-même. Ou bien constater que vous faisiez déjà intuitivement beaucoup de choses comme il faut. Les « principes moteurs de l'activation » relient le plancher pelvien à l'ensemble du corps. Ils régissent le fonctionnement des chaînes musculaires les unes par rapport aux autres. Grâce à eux, nous sommes en mesure de coordonner de manière optimale notre maintien et nos mouvements, d'activer notre plancher pelvien quasi automatiquement et de garder celui-ci opéra-

tionnel sans qu'il se fatigue. Cela ne signifie pas qu'il faille rester toute la journée avec le plancher pelvien contracté – une contraction à 100 % est d'ailleurs rarement nécessaire – mais plutôt que le plancher pelvien reste constamment en éveil – dans un état de tension souple – et donc capable de réagir au quart de tour. In fine, l'objectif, qui correspond à l'intégration parfaite dans le quotidien, est de ne même plus avoir à le contracter consciemment, mais de le laisser agir automatiquement. La tension naturellement générée au niveau du plancher pelvien par les principes moteurs de l'activation, peut être, si nécessaire, intensifiée volontairement. En vous mouvant ainsi vous aurez toute la force et l'énergie nécessaires au jour le jour.

Comment bien s'entraîner : l'idéal est que vous vous entraîniez une demi-heure 4 ou 5 fois par semaine dans un esprit de découverte et d'expérimentation.

Abaissement du centre de gravité

Du matin au soir, toute notre attention se porte généralement sur notre tête. Notre vie est en grande partie déterminée par nos pensées et le corps disparaît des écrans radars. Si par exemple nous avons à soulever quelque chose de lourd, on a tendance à le faire « avec la tête ». On contracte les épaules et la nuque – et l'on s'étonne ensuite d'avoir des problèmes de cervicales. Il faut impérativement que nous apprenions à abaisser notre centre de gravité !

Boule en or

❯ Placez-vous debout, jambes écartées de la largeur du bassin et légèrement fléchies, tête bien droite, épaules basses et regard dirigé vers l'avant – pensez à la couronne ornant votre tête ou au fil attaché au sommet de votre crâne, par lequel on vous tire vers le plafond (p. 50).

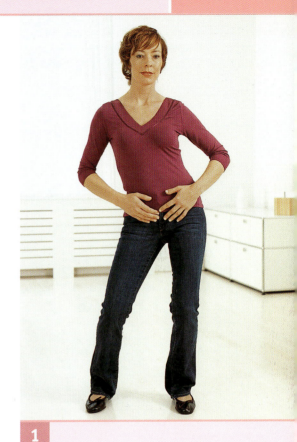

1

❯ Les reines du plancher pelvien portent leur attribut – une boule en or massif – comme il se doit dans le bassin. Si vous êtes un homme, vous pouvez, pour faire cet exercice, vous représenter votre bassin comme une coupe arrondie dans laquelle repose une boule en or, dont vous sentez le poids au fond de vous-même.

❯ Jouez avec cette boule en bougeant le bassin. Faites la tourner et rouler. **1** Vos épaules se relâchent et vos jambes se fléchissent davantage.

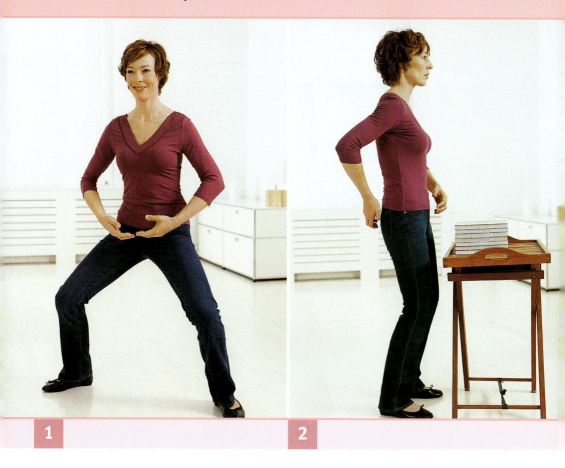

1

2

Lutteur de sumo

Pour cet exercice, vous devez peser 200 kg et vous camper dans le sol aussi solidement qu'un lutteur de sumo.

> Écartez un peu plus les jambes, descendez un peu les fesses et allongez le dos. Faites de petites flexions sur vos jambes, comme si vous vous prépariez à parer en douceur une attaque. Faites-vous simplement très pesante ! **1**

Force émanant du ventre

Habituez-vous à puiser dans votre bassin la force dont vous avez besoin, car il y en a là à revendre – et plus l'on se sert, plus il en sort ! Les occasions sont nombreuses : observez attentivement, une journée durant, tout ce que vous pourriez accomplir avec votre ventre au lieu de faire porter l'effort sur d'autre partie du corps. Cela vous rendra la vie plus facile !

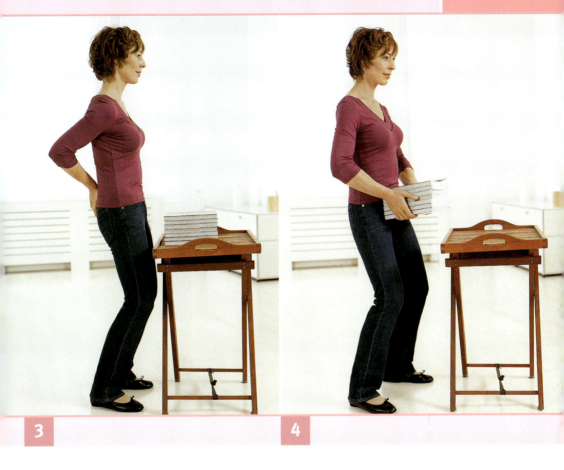

3

4

C'est le bassin qui porte

> Placez une pile de livres à côté de vous.
> Placez-vous debout jambes écartées de la largeur du bassin, légèrement fléchies et prenez conscience de votre bassin en le tapotant de tous les côtés. **2**
> Posez une main sur votre sacrum et appuyez vers le bas de manière à ce que votre dos s'allonge. Maintenez la position. **3**
> Saisissez lentement les livres et tenez-les devant votre bassin. **4** Les épaules res-

tent basses. Observez ce qui se passe au niveau de votre plancher pelvien. Se contracte-t-il automatiquement dès que vous portez une charge ? Si ce n'est pas le cas, il faut lui donner un coup de pouce.

> Mettez votre bassin en relation avec la charge à porter et bougez – d'abord sur place, puis en vous déplaçant. Restez attentive tout du long au fait que c'est le bassin qui porte. Les épaules sont basses, et les bras relâchés.

Force musculaire plutôt que prise d'élan

La prise d'élan n'a d'intérêt que si l'on a quelque chose de vraiment lourd à mettre en branle. Le corps est alors utilisé comme une masse mobile passive. Il n'y a en principe rien à redire à cela, pas plus qu'au fait de faire preuve de dynamisme dans la vie de tous les jours – puisque cela est associé à des valeurs positives telles que pétulance et bonne humeur. Mais attention ! Comme la prise d'élan facilite la mise en mouvement, nous sommes tentées d'y avoir recours à tout propos afin de ne pas avoir à trop solliciter nos muscles. Nous abusons de la prise d'élan par goût de la facilité. Malheureusement, cela fait faire des mouvements néfastes, par exemple arracher au lieu de soulever. Le plancher pelvien est poussé sans ménagement vers le bas et le dos n'est pas non plus à la noce.

Plutôt que d'éviter la sollicitation musculaire, il faudrait au contraire la rechercher. En puisant la force dans votre bassin, vous pourrez accomplir des prouesses sans avoir à vous projeter vers l'avant, et vous conserverez, grâce au travail équilibré de l'ensemble de la musculature, un corps bien proportionné. D'ailleurs, les mouvements résultant du jeu coordonné des chaînes musculaires donnent une plus grande impression de dynamisme et de vitalité que les mouvements procédant de la prise d'élan.

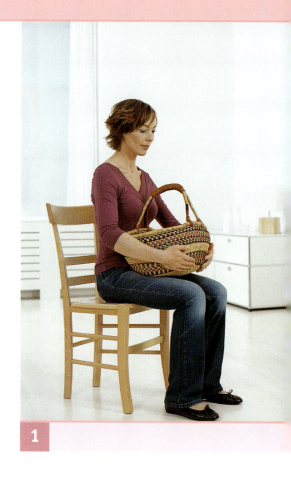

1

Verticalité

Pour se lever d'une chaise, on projette son buste en avant. Si l'on souhaite ne se servir que de sa force musculaire, il faut s'aider de sa respiration. Rien n'oblige à faire toujours comme cela. Prenez-le seulement comme un exercice intéressant, dont on peut augmenter la difficulté en plaçant une charge sur vos genoux.

❯ Préparez un objet volumineux et assez lourd, mais que vous avez bien en main, par exemple un panier à commissions rempli. Asseyez-vous sur une chaise ou sur un tabou-

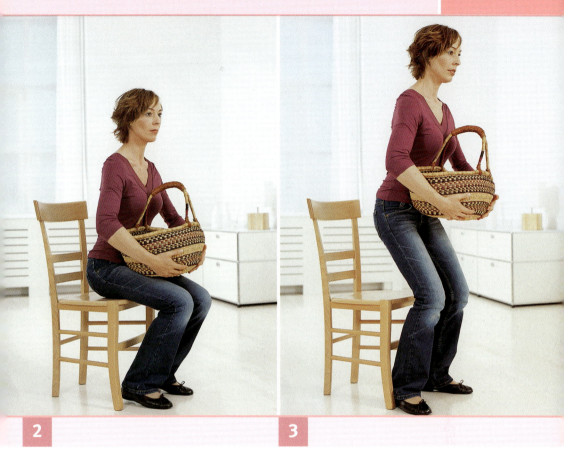

2   **3**

ret à siège parfaitement horizontal, charge sur les genoux, maintenue entre les bras. **1**

❯ Penchez légèrement votre buste vers l'avant, dos droit. Ramenez vos talons vers vous en mordant éventuellement un peu sous le siège et inspirez profondément. **2**

❯ Sur l'expiration rapprochez vos tubérosités ischiatiques l'une de l'autre, allongez votre dos et poussez énergiquement vers le haut en enfonçant vos pieds dans le sol. **3**

❯ Tout en gardant votre plancher pelvien contracté, rasseyez-vous de façon tout

aussi contrôlée. Une fois assise, vous pouvez relâcher la tension et inspirer.

Ce mouvement demande un gros effort, car il faut aussi contracter tous les muscles des cuisses pour ne pas retomber lourdement. Cet exercice est excellent pour évaluer la force de votre plancher pelvien. Si vous parvenez à vous lever sans vous projeter vers l'avant et à vous rasseoir tranquillement, c'est signe d'une bonne capacité de contraction.

Laisser venir la vague

Il s'agit là d'un affinement important du principe « Force musculaire plutôt que prise d'élan », grâce auquel l'activité musculaire ne va pas de 0 à 100 % et inversement par à-coups et de manière subite, mais graduellement et sous contrôle. En vous habituant à cette façon de procéder, vous soulèverez délicatement au lieu d'arracher comme on a trop souvent tendance à le faire, au détriment du dos.

Vagues de force

› Placez-vous en position assise comme pour l'exercice précédent, avec votre charge sur les genoux. Saisissez celle-ci de manière à pouvoir la soulever facilement, tout en restant assise, et inspirez profondément.
› Sur l'expiration, activez lentement votre plancher pelvien et commencez à laisser votre force passer dans l'objet afin de le soulever. Si vous vous y prenez comme il faut, rien ne doit bouger dans un premier temps ! Gardez les épaules basses et augmentez la contraction du plancher pelvien jusqu'à ce que l'objet se soulève. **1**
› Reposez-le sur vos genoux tout aussi lentement, relâchez votre plancher pelvien et laissez l'inspiration venir d'elle-même.
› Répétez ce mouvement deux ou trois fois, et voyez comme la force requise se déploie tout naturellement.

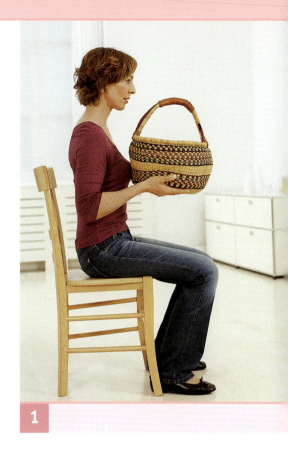

1

Pelvis et plancher

Le plancher pelvien fonctionne encore mieux avec la collaboration des pieds car les chaînes musculaires ont un effet intensificateur. Lors des exercices de renforcement en position allongée, nous nous sommes déjà servis de cet effet. Mais c'est redressées que nous passons la plus grande partie de notre vie active, d'où l'intérêt du travail des pieds, en position assise ou debout. Renforcer l'activation du plancher pelvien avec les pieds se combine à la perfection avec l'accomplissement des tâches quotidiennes.

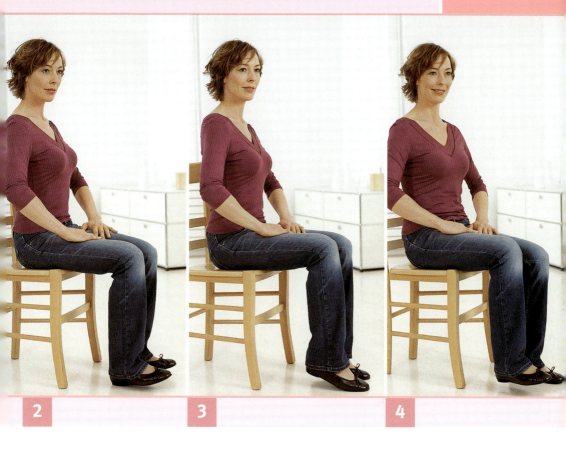

Danse du tabouret

> Placez-vous dans la position assise de base (p. 50).

> Enfoncez les deux talons dans le sol. **2** Voyez comme la partie postérieure de votre plancher pelvien se contracte. Vous ne pouvez pas l'en empêcher. Par contre vous pouvez intensifier la contraction. Essayez !

> Pressez maintenant alternativement l'un et l'autre talon contre le sol et voyez comme le plancher pelvien suit l'activation droite/gauche. Intensifiez ici aussi un peu la contraction.

> Essayez de faire la même chose, mais avec l'avant des pieds. Cette fois, c'est la partie antérieure du plancher pelvien qui réagit. **3**

> Décollez légèrement le pied droit en vous servant de vos muscles, sans déplacer le poids de votre corps. Le plancher pelvien intervient là aussi spontanément. **4** Il ne faut pas que le buste penche vers la gauche. En revanche, l'épaule gauche doit se tourner légèrement vers l'avant.

> Faites la même chose avec l'autre pied, puis recommencez alternativement à droite et à gauche.

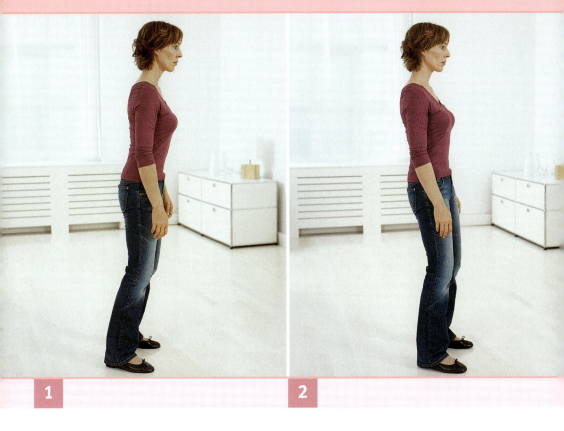

1 **2**

Pendule

Cet exercice vous aidera à trouver la bonne tension de base pour toute activité effectuée debout ou assise.

> Placez-vous debout, jambes écartées de la largeur du bassin, légèrement fléchies, et concentrez votre attention sur la plante de vos pieds.

> Transférez tout doucement le poids de votre corps alternativement vers l'avant **1** et vers l'arrière **2** en allant à chaque fois jusqu'à en perdre presque l'équilibre. Observez la façon dont votre plancher pelvien réagit, comment il vous empêche de tomber en avant ou en arrière.

> Transférez ensuite le poids de votre corps alternativement vers la droite et vers la gauche en restant toujours attentive à ce qui se passe au niveau du plancher pelvien.

> Amusez-vous à augmenter un peu la contraction.

Position de fente

La légère torsion du buste qu'implique la position de fente crée une tension dynamique facile à maintenir. La fente est en outre un remède miracle contre toutes les erreurs posturales possibles et imaginables : le gainage automatique qu'elle déclenche

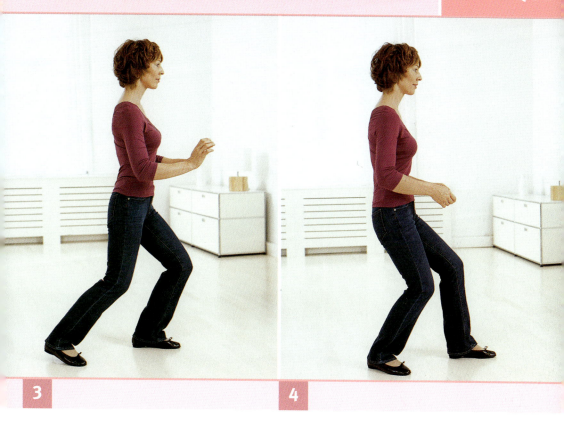

3

4

protège naturellement les cervicales, le dos et le plancher pelvien. Soulever une charge en ayant les deux pieds au même niveau n'est vraiment recommandé que pour les objets très lourds. Le reste du temps, la position de fente est plus adaptée, car elle permet de stabiliser le dos et de garder sans effort le plancher pelvien contracté.

Comme en Tai Chi

❯ Placez-vous en fente, jambes fléchies et pieds écartés de la largeur du bassin. Concentrez votre attention sur la plante de vos pieds.

❯ Transférez tout doucement le poids de votre corps sur la jambe avant jusqu'à ce que le talon arrière se décolle. **3**
❯ Transférez tout aussi doucement le poids de votre corps sur la jambe arrière jusqu'à ce que vous ressentiez un étirement dans la cuisse. **4** Les orteils du pied avant peuvent décoller légèrement du sol.
❯ Trouvez pour vos bras un mouvement rythmique, fluide et naturel.
❯ Observez ce qui se passe au niveau de votre plancher pelvien et intensifiez un peu la contraction.
❯ Amenez l'autre jambe en avant.

79

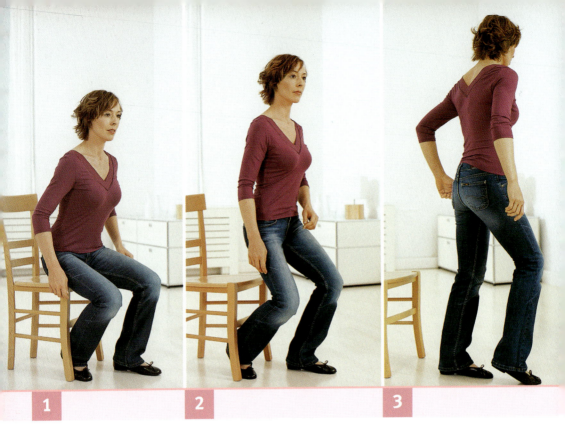

1   2   3

Comme une danseuse

Les gestes effectués en position de fente ont un avantage supplémentaire : ils sont beaucoup plus fluides et gracieux que les mêmes gestes effectués en ayant, les deux pieds au même niveau. En comparaison, ces derniers sont souvent saccadés et semblent laborieux pour peu qu'on ne soit pas très en forme. Le fait de placer un pied devant l'autre permet en outre d'éviter plus facilement de se projeter vers l'avant pour passer de la position assise à la position debout.

> Placez-vous dans la position assise de base (p. 50) et ramenez un pied le plus possible sous vos fesses. Vous pouvez décoller le talon du sol.

> Penchez légèrement le buste vers l'avant et inspirez. **1**

> Sur l'expiration, prenez appui sur le pied qui se trouve sous le siège et levez-vous lentement sans vous projeter. **2** Si votre plancher pelvien ne se contracte pas spontanément, il faut lui donner un coup de pouce.

> Rasseyez-vous exactement de la même façon, toujours en inspirant.

> Répétez le mouvement deux ou trois fois, avec une jambe et puis l'autre.

> Dirigez la pointe du pied de devant un peu vers l'extérieur et, une fois debout, faites un pas de côté. Voyez comme le mouvement de rotation paraît fluide ! **3**

Axe de force

Pour activer votre axe de force, il suffit de mettre un peu plus de puissance dans la posture de fente. Vous pouvez ici rechercher une contraction maximale et en profiter pour tester votre coordination respiratoire. Toute la chaîne musculaire allant des pieds jusqu'aux bras en passant par le bassin est sollicitée.

Pousser les murs

> Posez vos paumes devant vous à plat contre un mur et placez-vous en fente. Vous devez avoir l'impression que la jambe arrière forme une ligne droite avec les mains, bien que ce ne soit pas vrai.
> Tout en gardant les épaules basses, inspirez profondément.
> Sur l'expiration, activez votre plancher pelvien et appuyez contre le mur avec vos mains en poussant avec la jambe arrière, comme si vous vouliez le faire reculer pour agrandir la pièce. **4** Utilisez tout ce que vous avez appris depuis le début de ce chapitre : abaisser le centre de gravité, aller chercher la force dans le ventre, laisser venir la vague, enfoncer les pieds dans le sol, s'aider de la respiration.
> Voyez, comme il est facile dans cette position d'intensifier progressivement la pression, tout en conservant son énergie. Si vous avez une impression de force et

d'efficacité sans ressentir de fatigue, c'est que vous avez saisi le truc !

> Inversez la position de jambe et faites la même chose.

Au quotidien : l'axe de force peut s'avérer très utile dans la vie de tous les jours, par exemple pour déplacer un meuble ou pousser un cadi plein à ras bord. Prenez toujours le temps de bien vous placer afin de trouver le meilleur axe. L'effort en sera d'autant réduit.

4

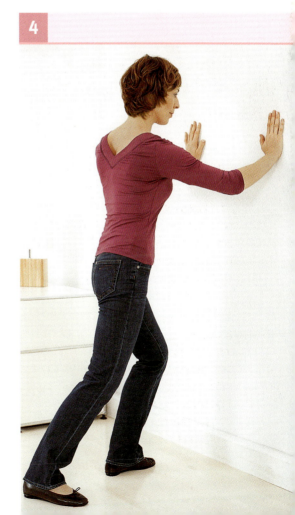

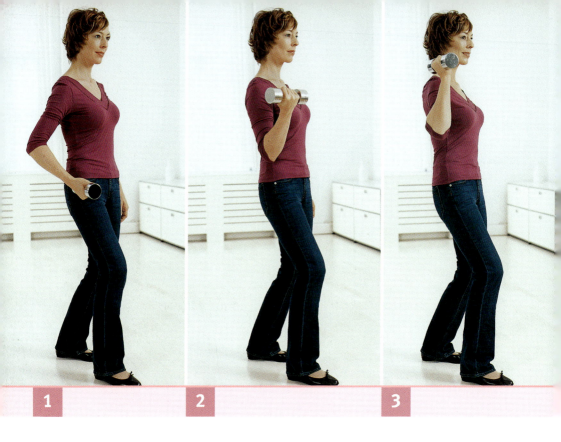

1 2 3

Mouvements vrillés

Avez-vous déjà regardé une épreuve de lancer de poids à la télévision ? Si oui, vous avez certainement remarqué comment les athlètes, après avoir fait plusieurs tours sur eux-mêmes, lancent le projectile en faisant un mouvement vrillé, tandis qu'ils expirent bruyamment ou poussent un cri. S'il y avait une technique plus efficace, cela se saurait.

Les mouvements vrillés sont efficaces et gracieux, mais difficiles à réaliser. Voici cependant une série de gestes qu'il suffit de bien coordonner pour que le corps prenne rapidement le pli.

Développé vrillé

Nous nous limiterons ici à des instructions vagues. C'est à vous qu'il appartient de trouver la variante qui vous convient le mieux. L'objectif est que vous parveniez à développer le bras sans peine malgré l'haltère de 2 kg.

> Placez-vous en fente – jambe droite ou jambe gauche devant selon que vous vous sentez plus à l'aise d'un côté ou de l'autre. Tenez l'haltère dans une main au niveau de la cuisse. Les deux bras sont relâchés. Inspirez profondément.

> Sur l'expiration, activez votre plancher pelvien et associez-le, en pensée, au poids à soulever. **1**

> Le but est d'amener l'haltère vers le haut, comme si vous vouliez le poser sur le dernier rayonnage d'une étagère.

> Montez le poids en commençant par fléchir le bras, coude collé au corps, puis développez en faisant un mouvement de rotation de l'avant-bras et de flexion dorsale du poignet. **2** **3**

> Pour bien percevoir votre axe de force, penchez-vous légèrement en avant sur la fin du mouvement.

Au quotidien : les mouvements vrillés activent automatiquement le plancher pelvien : vous pouvez vous en servir pour protéger celui-ci, par exemple en cas de toux ou d'éternuements. Pour cela, il vous suffit d'avancer (discrètement) une jambe, comme si vous vous apprêtiez à faire un pas en avant.

Recherche d'équilibre

Voici une méthode à la fois infaillible et ludique pour mobiliser tous les muscles du plancher pelvien. Heureusement, nul besoin pour cela de se percher sur une corde à 3 m au-dessus du sol. Il suffit de faire attention où nous mettons les pieds ou de courir le risque de tomber, pour que nous ayons tout de suite le réflexe de rechercher notre équilibre.

Équilibre sur une jambe

> Placez-vous debout, les deux pieds au même niveau, jambes légèrement

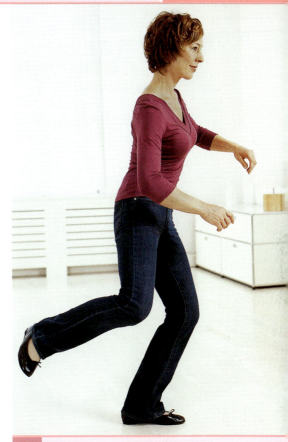

4

fléchies, dos bien droit. Activez votre plancher pelvien et concentrez votre attention sur les plantes de vos pieds.

> Transférez lentement le poids de votre corps sur la jambe gauche et décollez le pied droit. **4** Tout en gardant le dos droit et en maintenant votre centre de gravité le plus bas possible, faites toutes sortes de mouvements avec votre jambe droite sans reposer le pied au sol, et selon vos possibilités.

❯ Pour descendre en planche, penchez le buste vers l'avant. **1** Vous pouvez aussi faire le mouvement inverse en penchant le buste légèrement vers l'arrière et en descendant les fesses comme pour vous asseoir. **2**

❯ Voyez ce qui se produit si vous arrondissez le dos : le plancher pelvien se relâche et vous manquez de perdre l'équilibre.

Au quotidien : il est amusant d'avoir à rechercher son équilibre. Marcher sur des échasses, faire du monocycle ou jouer à la marelle sont autant de disciplines qui reposent là-dessus. Toutefois, trouver son équilibre et le garder demande beaucoup de concentration et c'est justement ce qui nous manque souvent dans la vie de tous les jours. C'est pourquoi on préfère enfiler ses chaussettes et mettre ses chaussures en position assise, plutôt que debout. On pourrait bien sûr s'amuser à se balancer avec sa chaise, mais, comme chacun sait, cela risque de mal finir.

1

2

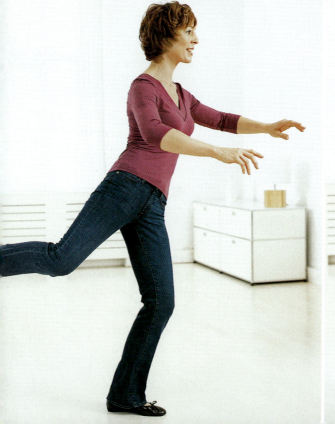
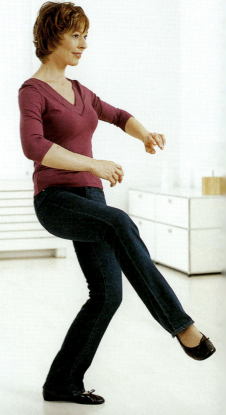

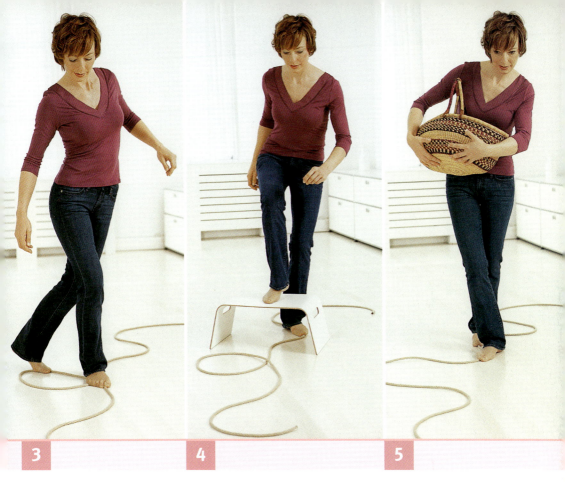

3 **4** **5**

Funambule

Placez une corde serpentante par terre. Imaginez-vous qu'il s'agit d'un petit sentier de crête de part et d'autre duquel s'ouvre l'abîme !

> Placez-vous comme pour l'équilibre sur un pied (p. 83).

> Effectuez chaque pas en vous concentrant au maximum et soyez attentive à ce que vous ressentez au niveau des plantes de pied. **3**

> Une fois arrivée au bout sans avoir fait aucun faux pas, vous pouvez augmenter

la difficulté. Installez pour cela des obstacles sur le parcours **4** ou bien prenez une charge entre vos bras. **5** Ce qui importe ici n'est pas que l'exercice soit « casse-gueule », mais que vous soyez obligée de vous concentrer entièrement sur la coordination de vos mouvements et sur votre plancher pelvien.

Conseil : si cet exercice vous paraît un peu bébête, procurez-vous une plate-forme de core-training, appareil on ne peut plus efficace pour faire travailler les muscles profonds, et avec lequel les enfants adorent s'amuser.

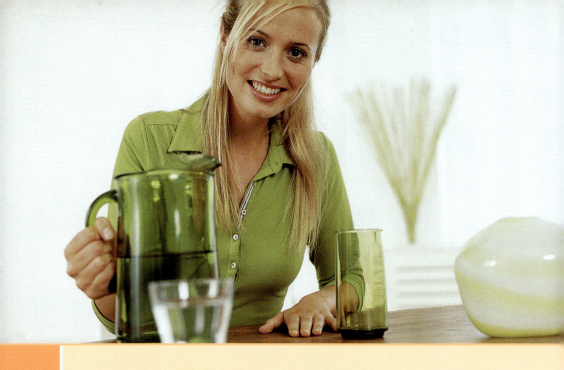

Quatrième étape : assise ou debout, mais dynamique

Placez-vous debout, genoux déverrouillés, et essayez de rester complètement immobile. Vous allez vous rendre compte que cela est quasiment impossible. Très vite, le corps se met à se balancer très légèrement d'avant en arrière. Cela ne veut pas dire que vous êtes agitée ou que vous allez bientôt sucrer les fraises – il faut simplement y voir la réaction naturelle d'un corps en bonne santé, qui cherche à conserver ses muscles chauds et opérationnels. Qu'on le veuille ou non, nous sommes faits pour être tout le temps en mouvement. Il faut beaucoup d'inventivité aux personnes qui passent une grande partie de leurs journées assises ou debout sans véritablement bouger, pour conserver à leur corps toute sa vitalité, car dès que nous cessons de nous tenir droites sur nos tubérosités ischiatiques ou que nous verrouillons les genoux, nous quittons notre état fondamental d'activité et tous nos muscles se relâchent – avec les effets que l'on sait. Si vous voulez adopter une posture dynamique assise ou debout, vous trouverez cela tout d'abord contraignant, puis vos muscles s'habitueront. En récompense, vous aurez non seulement un plancher pelvien plus tonique, mais aussi un dos plus robuste.

Les mouvements de très faible amplitude sont très indiqués pour rester en mouvement dans les situations où il est de mise de bouger le moins possible. Vous pouvez vous y entraîner tranquillement chez vous et les mettre en pratique dans le bus tout comme au bureau.

Être assise est une activité

Le fait de garder le buste droit est déjà en soi un travail, pas spécialement harassant mais qui nécessite tout de même que l'on résiste à la pesanteur. Dès qu'on cale son bassin et qu'on s'adosse, la contraction du plancher pelvien se rapproche de 0, et c'est malheureusement la posture assise la plus courante. Il suffirait pourtant de quelque pour cent pour que tout rentre dans l'ordre et de quelques pour cent supplémentaires lorsqu'on manie des objets posés devant soi. Faire ces gestes sans aucune participation du plancher pelvien constitue une menace pour celui-ci, car il subit alors de plein fouet la pression intra-abdominale (voir p. 17). La position assise jambes croisées n'est pas non plus très bonne, sans parler des dégâts au niveau des veines.

❯ Si, pour votre travail, vous devez passer de longues heures assise, veillez à changer régulièrement de position, car même en vous tenant bien, vous risquez de vous encroûter. Levez-vous à chaque fois que vous le pouvez, installez-vous un poste de travail secondaire avec un autre type de siège, par

exemple un agenouilloir ou bien une chaise à siège mobile. Les pupitres et les coussins Dynair® sont également une bonne solution. À défaut, prenez l'habitude de vous asseoir sur la partie avant de votre siège.

❯ Plus une chaise est confortable, plus on a tendance à s'y avachir. Canapés et fauteuils sont à cet égard une véritable incitation au laisser-aller. En présence d'un fauteuil, il faut savoir se montrer imaginative – par exemple se mettre dedans jambes repliées sous soi – tandis que le canapé ne devrait être utilisé que pour s'allonger ! Mieux vaut s'accorder régulièrement un relâchement complet en position horizontale que de passer une partie de son temps à traîner à demi-endormie. Si vous en avez la possibilité, dépliez un tapis de yoga dans votre bureau et faites une petite sieste d'un quart d'heure. Adoptez le plus possible une posture assise dynamique, et le reste du temps faites en sorte de récupérer réellement.

Si vous passez beaucoup de temps debout

Si votre métier vous oblige à passer beaucoup de temps debout et que vous avez tendance, ce faisant, à verrouiller les genoux ou à avoir une jambe tendue et l'autre fléchie (déhanchement), vous aurez à coup sûr un buste relâché sur des jambes et un bassin raides. Ces postures passives, très fréquentes, sont désastreuses pour l'appareil locomoteur.

❯ Pour sortir de la passivité, fléchissez légèrement les jambes. Le bassin devient plus mobile et le buste plus dynamique. Même sans bouger, les muscles peuvent alors brûler des calories. Ils sont en outre opérationnels et disposés à l'action. Essayez, et vous verrez ! Il est vrai que rester longtemps debout dans cette position n'est pas facile. Aussi conseille-t-on de commencer graduellement, par exemple en se forçant à le faire systématiquement lorsqu'on attend le bus, ce qui ne dure jamais très longtemps. Lorsqu'on a un long moment à passer debout sans pouvoir bouger, par exemple lors d'une réception solennelle, il faut changer le plus souvent possible de position et offrir à son plancher pelvien un peu de divertissement. Les mouvements de très faible amplitude proposés aux pages 95 et suivantes sont parfaitement adaptés à ce genre de situation.

Comment s'entraîner : choisissez parmi les suggestions ci-après celles qui vous paraissent faisables et efforcez-vous de vous y tenir pendant 2 ou 3 semaines. Faites l'exercice plusieurs fois par jour durant quelques minutes. Si vous avez peur d'oublier, mettez des post-it sur votre ordinateur et sur le miroir de la salle de bain.

Assise sans mollir

Les exercices et conseils suivants sont faciles à caser dans les plages de temps passé en position assise. Bientôt vous les ferez tout en vaquant à vos occupations.

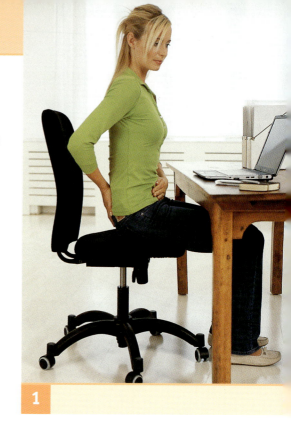

1

Chevauchée sur la chaise

Montrez à votre bureau qui est le chef.

❯ Placez-vous dans la position de base – assise, dos droit sur la partie avant du siège, jambes parallèles, écartées de la largeur du bassin, pieds à plat dans le sol.

❯ Concentrez-vous sur la pointe de vos fesses et imaginez que vous creusez des trous avec dans le rembourrage du siège, en biais d'arrière en avant. **1** Votre bassin fait des mouvements de pelleteuse à peine perceptibles. Sur chaque rétroversion, le plancher pelvien se contracte un peu, après quoi le bassin revient en position neutre (petit creusement lombaire, léger relâchement du plancher pelvien) et

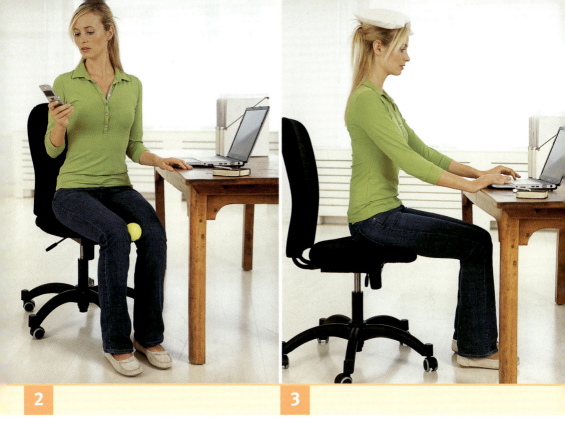

2

3

ainsi de suite. Vous pouvez aussi vous représenter un horizon sans fin vers lequel vous chevauchez tranquillement !

❯ Gardez toujours le dos bien droit et essayez de travailler au rythme de votre respiration.

Au quotidien : si vous n'avez pas peur des sarcasmes de vos collègues, procurez-vous des joujoux pour votre plancher pelvien ! Tout ce sur quoi vous pouvez vous asseoir – une serviette-éponge, une balle de tennis, un coussin Dynair ®, etc. – ou serrer entre vos genoux, comme une petite balle ou un ballon gonflable, fera l'affaire. **2** Cela vous aidera à rester bien ancrée, y compris en cas de rush.

Tango de la chaise de bureau

Vous souvenez-vous de la façon dont les pieds peuvent déclencher la mise en tension du plancher pelvien ? Ce mouvement de très faible amplitude convient parfaitement pour le bureau. Pour être sûre de rester bien droite, vous pouvez placer sur votre tête un petit coussin rempli de noyaux de cerise ou une serviette-éponge pliée en quatre.

❯ Placez-vous dans la position assise de base et enfoncez vos talons et vos pointes de pieds dans le sol au rythme que vous voulez, soit alternativement, soit simultanément. **3**

❯ Décollez ensuite un talon puis l'autre, en gardant à chaque fois la pointe du pied au sol.

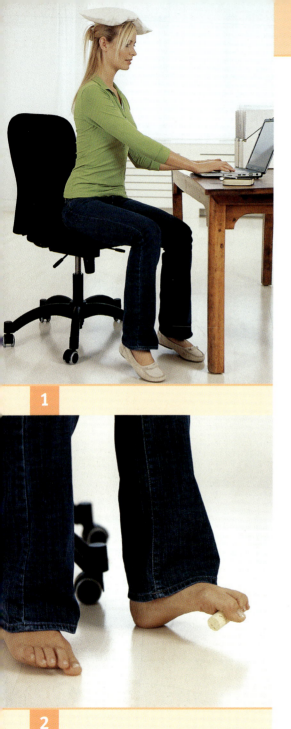

1

2

> Faites des petits pas millimétriques vers la droite, puis vers la gauche, tout en gardant le buste de face, par exemple dirigé vers l'écran de l'ordinateur. **1**

Au quotidien : les joujoux pour pieds (nus) aident à la posture assise dynamique. Il vous suffit de placer au sol des petits objets faciles à saisir avec les orteils **2**, de préférence cubiques, afin qu'ils n'aillent pas rouler dans les coins. Vous pouvez aussi installer un tapis en fibre de coco – très dynamisant.

Besoin d'agir

Vous avez l'habitude de jongler avec de gros dossiers ou de manier des carafes pleines sans vous déplacer ? Ce peut être un excellent exercice pour le plancher pelvien, pourvu que vous gardiez le dos bien droit.

Et voici !

À chaque fois que vous avez quelque chose de lourd à déplacer sur votre bureau, vous devez commencer par adopter la posture assise dynamique, fesses sur la partie supérieure du siège et dos éloigné du dossier. La position de fente aide à garder une posture dynamique.

> Saisissez la charge de la main droite et glissez le pied droit vers l'arrière. Inspirez. **3**
> Sur l'expiration, enfoncez le pied gauche dans le sol. Sentez l'axe de force – qui va

du pied jusqu'à la main droite en passant par le bassin – et soulevez vos fesses en même temps que la charge, tout en gardant le dos droit et le buste redressé. **4**

> Rasseyez-vous en restant bien concentrée et ne relâchez la contraction qu'une fois la charge reposée sur le bureau.

> Si vous soulevez la charge pour la tendre à quelqu'un qui se trouve en face de vous de l'autre côté du bureau, il est particulièrement important d'aller chercher la force dans votre bassin.

> Entraînez-vous aussi à soulever de la main gauche en prenant appui sur le pied droit.

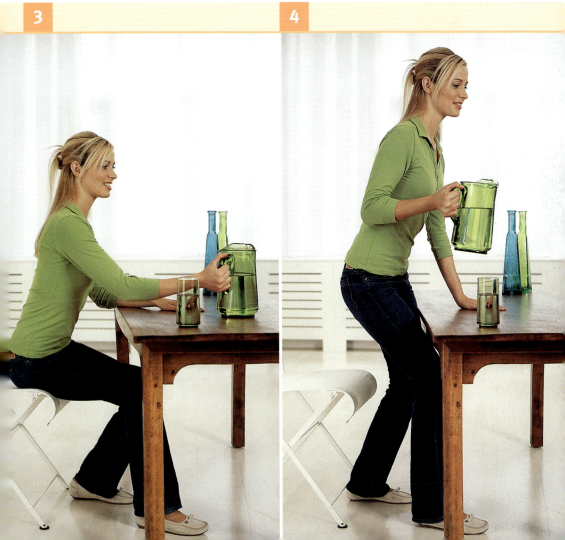

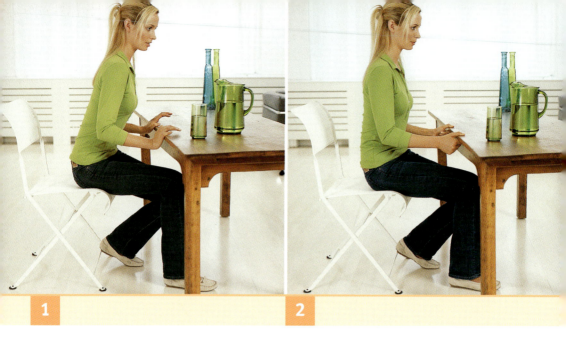

1

2

Contraction isométrique

Ce mouvement est utile lorsqu'on doit par exemple ouvrir un tiroir qui résiste ou déplacer quelque chose sans le soulever et tout en restant assise. L'exercice lui-même peut très bien se faire lors d'une pause. La table ne doit pas bouger, ou en tout cas difficilement.

> Asseyez-vous sur la partie avant de votre siège, bassin en position neutre, dos droit, un pied devant, un pied derrière.
> Attrapez des deux mains le bord de la table et inspirez.
> Sur l'expiration, abaissez votre centre de gravité (voir p. 71) et commencez à pousser la table en y mettant progressivement de plus en plus force. Observez l'effet intensificateur obtenu lorsque vous rapprochez la pointe des fesses et que vous enfoncez les pieds dans le sol. **1**

> Sur l'inspiration, relâchez la pression. Sur l'expiration suivante, essayez cette fois de tirer la table vers vous. **2**
> Répétez ces mouvements deux ou trois fois.
> Pour augmenter la difficulté, vous pouvez maintenir la contraction sur plusieurs respirations et déployer le maximum de force dont vous êtes capable.
> Gardez toujours le dos droit et les épaules basses !

Bien d'aplomb

Voici quelques suggestions pour préparer votre « châssis » à plus de dynamisme. Un plancher pelvien affaibli va souvent de pair avec une tendance à avoir les genoux vers l'intérieur, ce qui favorise l'affaissement de la voûte plantaire et l'hallux valgus (gros orteil en équerre). Il est donc très important de stabiliser l'aplomb des jambes.

Cercles avec les genoux

› Placez-vous debout, jambes légèrement fléchies, pieds parallèles et dos bien droit. Grandissez-vous.

› Faites des petits cercles avec les genoux, de l'intérieur vers l'extérieur. Poussez fort sur les côtés, comme si vous vouliez que vos pieds s'écartent. Les jambes ne se tendent à aucun moment et les pieds restent toujours entièrement en contact avec le sol. **3**

› Vous pouvez, si vous le souhaitez, réduire l'amplitude des cercles au point de les rendre imperceptibles vus de l'extérieur.

Façon western

› Placez-vous debout, jambes légèrement fléchies et pieds parallèles, bien à plat sur le sol, à côté d'un objet vous arrivant au genou et offrant une bonne résistance. Inspirez.

› Grandissez-vous et, sur l'expiration, faites pression sur l'objet en y mettant progressivement de plus en plus de force. Les pieds restent entièrement en contact avec le sol. **4** Sentez-vous comme le plancher pelvien se contracte à mesure que la pression exercée sur l'objet s'intensifie et à quel point, ce faisant, votre posture gagne en stabilité ?

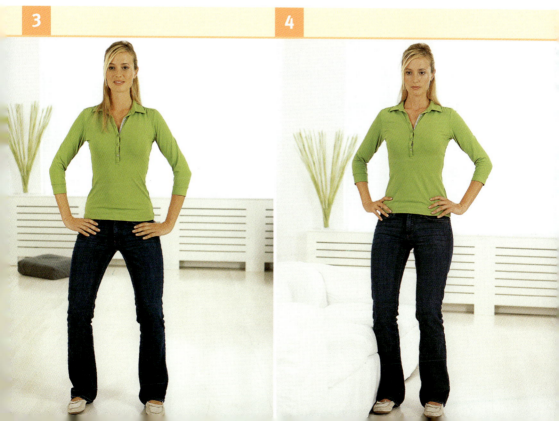

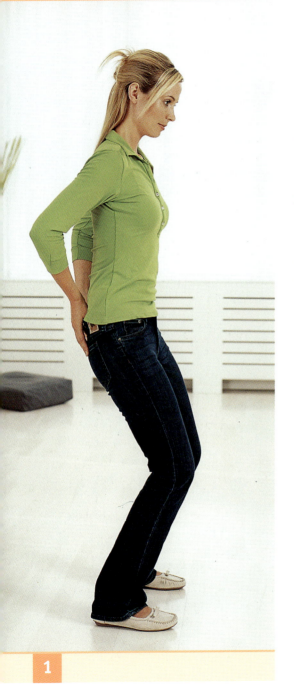

1

Au quotidien : pour adopter une posture debout dynamique dans les transports en commun, tenez-vous à une barre, jambes légèrement fléchies, comme dans l'exercice, et essayez de garder l'équilibre en contractant le plancher pelvien et en épousant le tangage.

Se grandir au maximum

Si vous vous surprenez souvent à creuser le bas du dos, il faut impérativement allonger votre dos. Cela soulage beaucoup la colonne vertébrale !

❯ Glissez les pouces dans les passants arrières de la ceinture ou bien dans le pantalon. Inspirez.

❯ Sur l'expiration, tirez vos lombaires vers le bas avec les pouces tout en allongeant votre dos. **1** Vous remarquerez certainement que, sur ce mouvement, on ne peut pas s'empêcher de plier les genoux.

❯ Basculez ainsi votre bassin d'avant en arrière et d'arrière en avant deux ou trois fois. Avec un peu d'entraînement, vous n'aurez même plus besoin de tirer sur votre pantalon. Il vous suffira de poser une main sur le sacrum et de pousser un vers le bas.

❯ Vous pouvez augmenter la contraction du plancher pelvien.

Au quotidien : en attendant à la caisse du supermarché, faire des petits cercles avec les genoux et étirer votre dos, vous fera passer le temps. Et l'activation de votre plancher pelvien vous aidera pour porter les sacs !

Station dynamique

Quand vous vous y serez habituée, cela vous paraîtra tout à fait naturel.

Équilibre discret sur un pied

> Placez-vous debout, jambes légèrement fléchies et dos allongé.
> Transférez lentement tout le poids de votre corps sur une jambe. **2** Concentrez-vous sur votre plancher pelvien et augmentez un peu la contraction. Essayez de ne pas vaciller. Pivotez légèrement le bassin et les épaules en sens opposé.

2

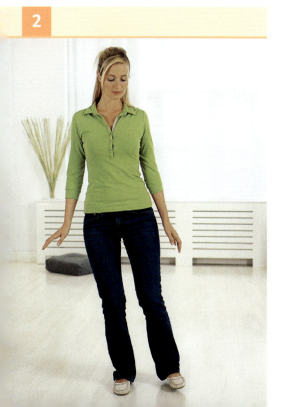

> Changez de jambe. Faites en sorte que tout se passe de manière à ce que cela ne puisse pas être perçu de l'extérieur.
> À la différence de ce qui se passe avec le déhanchement, auquel on a facilement tendance à se laisser aller quand on reste longtemps en position debout, la jambe d'appui reste ici active. Vous pouvez intensifier cet effet en faisant de petites flexions. Sentez comme votre dos et votre nuque s'étirent alors automatiquement.

Au quotidien : les rituels du matin sont une bonne occasion pour s'entraîner à la station dynamique. Essayez par exemple de vous brosser les dents en position de schuss – souple sur les jambes – ou en équilibre sur une jambe.

La position qui sauve

Si vous avez à accomplir une tâche monotone qui doit se faire debout, la position de fente peut vous être d'un grand secours : en vous permettant de déplacer activement le poids de votre corps, d'inventer des gestes « non requis » et de faire des mouvements de bascule ou de rotation, elle empêche que vous vous fatiguiez et vous aide à rester de bonne humeur.

Vous pouvez facilement en tirer parti pour les petites tâches, comme, par exemple, éplucher les légumes ou faire des photocopies, mais aussi lorsque vous avez à faire quelque chose qui demande plus d'efforts, qu'il s'agisse de soulever des charges – pots ou piles de dossiers – ou d'appuyer fort, comme pour le repassage.

Rumba du repassage

> Placez le panier à linge et la desserte servant à empiler le linge repassé de part et d'autre de la table, chacun à un pas de distance.

> Placez-vous en position de fente et déplacez le poids de votre corps sur la jambe avant, centre de gravité abaissé au niveau du plancher pelvien. **1**

> À chaque fois que vous appuyez avec votre fer, même légèrement, allez chercher la force dans votre plancher pelvien. La jambe d'appui s'enfonce dans le sol.

Changez régulièrement la position des jambes, par exemple à chaque fois que vous reposez le fer, de manière à produire un mouvement de bascule. Basculez également d'un pied sur l'autre lorsque vous prenez un vêtement dans le panier ou que vous le posez sur la desserte.

> Si vous avez de grands pans à repasser, profitez-en pour faire de légers mouvements de torsion du buste – c'est bon pour le dos. **2**

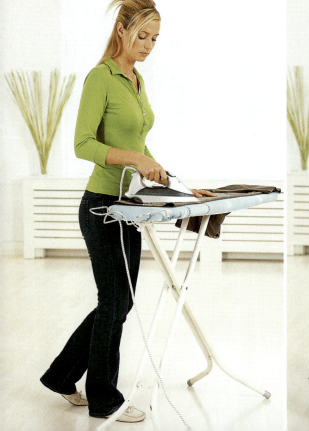

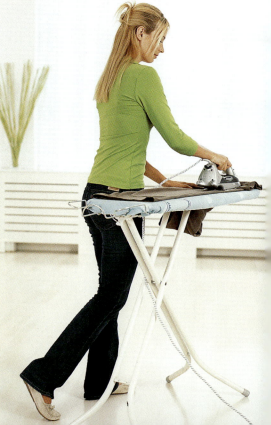

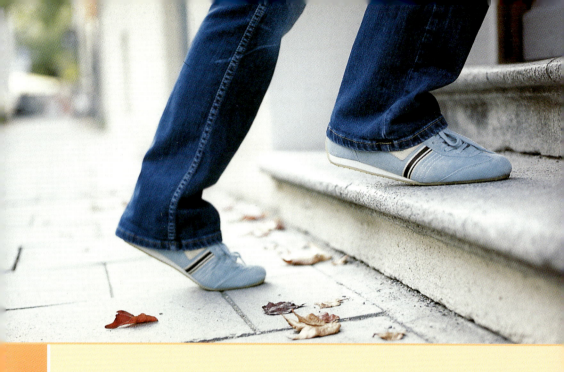

Cinquième étape : démarche énergique

L'homme est avant tout un piéton. Notre corps est fait pour marcher et nous sommes capables de parcourir des distances inimaginables sans nous fatiguer outre mesure. Le plancher pelvien joue ici un rôle important. Sans lui, nous serions incapables de décoller le pied du sol, ne serait-ce que d'un centimètre. Lorsque nous marchons, la partie droite et la partie gauche de notre plancher pelvien se contractent alternativement, ou plutôt la contraction se déplace d'un côté à l'autre. Cela permet de tenir très longtemps, puisque chaque côté récupère pendant que l'autre travaille.

Tous, dans la mesure où nous marchons, nous utilisons notre plancher pelvien. Mais souvent celui-ci est un peu ramollo, ce qui se traduit par une démarche lente et pesante, ou bien au contraire trop tendue, et la démarche est alors saccadée et si brusque qu'on n'aimerait pas être à la place hanches. Pour être bonne, la démarche doit être souple, un peu bondissante, à la fois légère et puissante. La plante du pied se déroule du talon jusqu'au gros orteil et tout le corps suit le mouvement : la hanche roule, tandis que le dos et les épaules poursuivent naturellement le mouvement vrillé ascendant.

Cela vous paraît séduisant? Ça l'est en effet, mais pour modifier votre démarche, il va vous falloir vous armer de patience. Votre façon de marcher actuelle résulte d'habitudes prises de longue date. Ce n'est pas un hasard si c'est souvent d'abord à sa démarche qu'on reconnaît quelqu'un au loin ou qu'on peut dire s'il s'agit d'une femme ou d'un homme. Les enfants marchent souvent comme leur père ou leur mère, par mimétisme. Les exercices ci-après vont vous permettre de donner à votre démarche le petit plus qui lui manque peut-être pour être parfaitement harmonieuse. Notre plancher pelvien doit travailler à environ 30 % de sa capacité quand on marche lentement, à environ 50 % quand on marche d'un bon pas et à 80-90 % quand on fait du jogging. Le réglage du degré de tension en fonction de l'effort requis est aussi important que la coordination côté droit / côté gauche du plancher pelvien. Cela dit, il est inutile de paniquer si vous avez du mal au début à trouver la bonne tension! Du moment que sont acquis les principes du mouvement tels que décrits plus haut, votre intelligence corporelle fera le reste. Dès que vous aurez fait mieux connaissance avec votre plancher pelvien, vous percevrez avec davantage d'acuité ce qui se passe au fond de vous. Dans ce chapitre, nous allons voir comment acquérir une démarche souple avec participation active du plancher pelvien, épargner à celui-ci les secousses et éviter qu'il ne pende mollement comme un trampoline distendu. Vous prendrez ainsi plus de plaisir à marcher, courir, sauter, porter, et monter les escaliers.

Liberté pour les pieds !

Les pieds déclenchent l'activation du plancher pelvien. Quand on porte des chaussures rigides, dans lesquelles les orteils ne peuvent pas bouger, c'en est fait de l'activation. Les chaussures étroites ou à talons hauts sont une torture pour les pieds à laquelle on n'oserait pas les soumettre s'ils pouvaient crier. Les jeunes enfants enlèvent souvent leurs chaussures dès que maman a le dos tourné car ils sentent bien qu'on n'est pas forcément gagnant à porter ces machins-là. Pourtant on ne peut pas passer sa vie pieds nus ou porter continuellement des souliers orthopédiques. Alors que faire?

❯ Changer régulièrement! Notamment, ne pas toujours porter des talons de la même hauteur. Offrez à vos pieds des chaussures le plus souple possible et retirez-les à chaque fois que vous en avez l'occasion.

Comment s'entraîner : le degré de plaisir pris au déploiement de la force est le meilleur indice pour savoir si les exercices ci-après sont faits oui ou non comme il faut. Quand ce n'est pas le cas, on a généralement l'impression d'avoir deux jambes gauches! Entraînez-vous un peu chaque jour sur un parcours déterminé ou dans vos escaliers jusqu'à ce que vous preniez plaisir – pour la vie – à la marche et à l'ascension!

Marcher avec participation active du plancher pelvien

Voici le mode d'emploi pour marcher selon les principes moteurs de l'activation. Entraînez-vous d'abord pieds nus. Petit à petit, grâce à l'activation du plancher pelvien, vous arriverez à faire pas mal de choses, même avec des chaussures aux pieds.

À vos marques...

> Placez-vous debout, jambes légèrement fléchies. Abaissez votre centre de gravité, toute votre attention concentrée sur votre plancher pelvien. Vous êtes grande et détendue, les épaules sont basses, le sommet de la tête dirigé vers le haut.

Prête...

> Faites un clin d'œil à votre plancher pelvien et mettez-le un peu en tension en transférant le poids de votre corps sur l'avant des pieds, comme pour vous apprêter à vous mettre en route. Tout d'abord, en gardant les talons au sol, puis en les décollant en peu. **1**

Partez !

> Démarrez tout doucement. **2** À chaque pas, sentez votre talon entrer en contact avec le sol et la plante du pied se dérouler jusqu'à la base du gros orteil. Les orteils agrippent le sol, comme si vous marchiez dans du sable.

1 | **2**

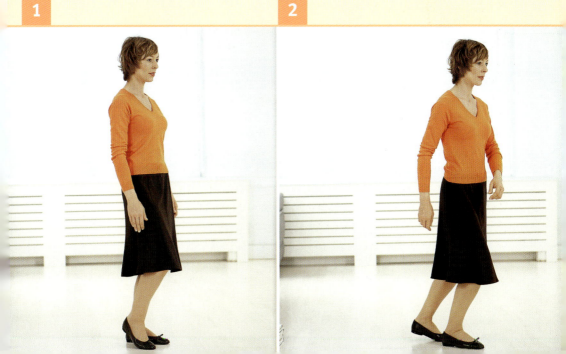

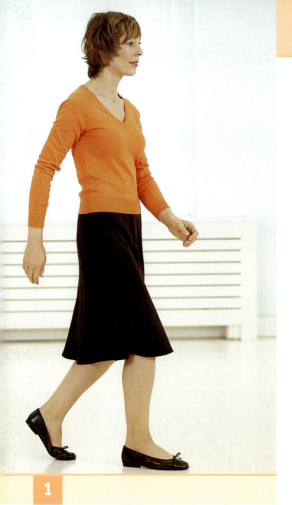

1

jambe gauche avance, et inversement. Augmentez maintenant un peu ce balancement. N'ayez pas peur de l'exagérer. **1**

> Peut-être commencez-vous déjà à faire des mouvements de ressort avec les jambes ? En activant énergiquement votre plancher pelvien, vous produisez inévitablement un excédent d'énergie, ce qui se traduit par une démarche un peu bondissante. En montant encore d'un cran, vous ne marcherez plus, vous sautillerez comme on voit souvent faire les enfants. Le mouvement se caractérise par une forte propulsion de l'avant du pied et des orteils ainsi qu'une contraction accrue du plancher pelvien.

> Réduisez maintenant un peu l'intensité, de manière à retrouver une démarche naturelle et moins extravagante, qui vous permette de vous sentir dynamique et d'avancer rapidement tout en restant détendue.

Au quotidien : marcher pieds nus est un véritable élixir pour la dynamique corporelle. Malheureusement, les sols que nous foulons habituellement sont désespérément plats. Ils sollicitent trop peu la musculature des pieds. À cet égard, le sable est ce qu'il y a de mieux, mais, pour redonner vie à vos pieds, vous pouvez aussi essayer les chemins creux, les prés, le chaume de blé, les lisières de champs ou les galets. Petit à petit, ils se mettront à penser par eux-mêmes, à prendre intuitivement les bonnes décisions. Après une ballade pieds nus, on se sent toujours étonnamment éveillée et revigorée.

Avec un peu plus d'énergie

Dès que vous parviendrez à marcher facilement tout en restant attentive à vos pieds et à votre plancher pelvien, vous pourrez mettre un peu le turbo :

> Gardez les épaules basses et observez ce qui se passe au niveau de vos bras. Si vous les laissez pendre librement, sans essayer de leur imprimer un quelconque mouvement, vous constaterez que le bras droit avance automatiquement quand la

Rouler sans heurts

Beaucoup de gens marchent sans du tout bouger le bassin, tellement celui-ci est raide, comme plâtré après fracture. Ou bien les hanches se meuvent de haut en bas comme deux pistons. Dans un cas comme dans l'autre chaque pas provoque un ébranlement, mais la démarche chaloupée, sensément sexy, n'est pas non plus conforme à la physiologie. Ce qui est naturel, c'est un léger roulement. À chaque pas, la hanche tourne légèrement vers l'avant, tandis que les deux moitiés du bassin dessinent chacune un cercle en sens opposé, l'une en avant vers le haut, l'autre en arrière vers le bas, sans que le mouvement soit à aucun moment exagéré ni même perceptible de l'extérieur. Il s'agit là simplement d'une démarche souple. Malheureusement, il suffit d'essayer de le faire pour que ça ne fonctionne pas. Pour cela, il est préférable d'encourager le corps à apprendre à le faire de lui-même. Voici quelques exercices qui vous y aideront.

Circumductions de la hanche

Posez sur votre tête un petit coussin rempli de noyaux de cerise (ou une serviette-éponge pliée en quatre) et placez-vous au bas d'un escalier.

> Posez le pied droit sur la première marche et placez vos deux mains de part et d'autre de la hanche droite. La jambe droite n'est pas complètement tendue.

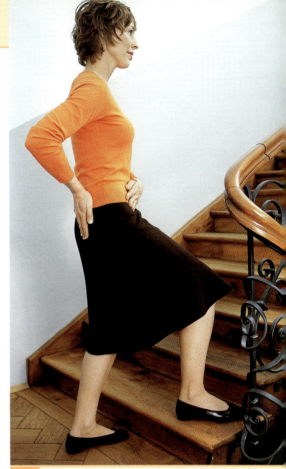

2

> Décrivez des cercles avec la hanche droite – en montant sur l'avant et en descendant sur l'arrière – et accompagnez le mouvement avec vos mains. **2** Veillez à ce que votre tête ne fasse pas de mouvements de haut en bas, mais reste toujours au même niveau.
> Inversez la position des jambes et faites la même chose avec la hanche gauche. Il est important que les cercles se fassent bien dans l'axe du corps – pas comme une roue voilée – et toujours en montant sur l'avant et descendant sur l'arrière, et non pas l'inverse.

Au quotidien : dès que vous vous sentez un peu rodée, essayez de faire des cercles avec votre bassin lorsque vous êtes en vélo. Quand vous appuyez sur la pédale, la hanche homo latérale tourne vers le haut et l'arrière. Ce mouvement est beaucoup plus facile à réaliser qu'on l'imagine.

Appuyez énergiquement sur la pédale en allant chercher la force dans votre plancher pelvien, concentrez-vous sur la rotation de la hanche et laissez votre corps faire le reste. N'oubliez pas de regarder devant vous !

Escaliers

Franchir une marche est un vrai travail ! C'est pourquoi la plupart des gens montent les escaliers en se projetant vers l'avant, ce qui se traduit par une oscillation caractéristique du buste d'avant en arrière. Le problème c'est que lorsqu'on se sert ainsi du corps comme d'une masse mobile passive, on provoque à chaque marche une augmentation inutile de la pression intra-abdominale (voir p. 17). Il est donc préférable, pour franchir les degrés, d'utiliser toutes les chaînes musculaires du corps. Cela protège le plancher pelvien, tout en le faisant travailler. Arrivée en haut de l'escalier vous n'en serez pas moins essoufflée, car l'effort est aussi intense que lorsqu'on monte par projection du buste, mais vous vous sentirez nettement mieux.

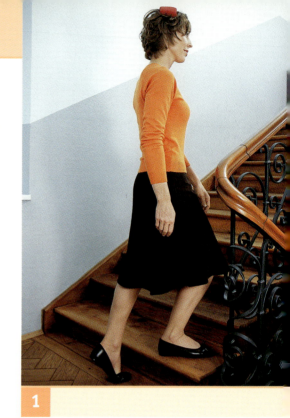

1

Step-up

Pour cet exercice préparatoire, vous pouvez à nouveau utiliser votre petit coussin rempli de noyaux de cerises.

> Posez le pied droit sur la première marche.
> Activez votre plancher pelvien tout en transférant lentement le poids de votre corps entièrement sur la jambe droite. Seul l'avant du pied gauche est encore en contact avec le sol. **1** Hissez-vous encore un peu. Dès que vous sentez que votre épaule gauche a tendance à vouloir tourner vers l'avant, arrêtez-vous.
> Reposez le talon gauche au sol et ramenez le poids de votre corps sur la jambe gauche. **2**

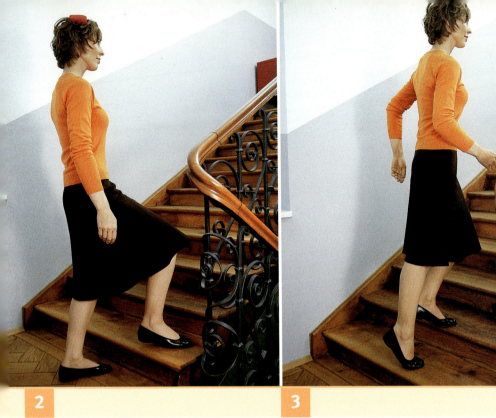

❯ Répétez le mouvement deux ou trois fois, puis faites la même chose en inversant la position des jambes.

Step-up énergique

Ceci est une variante plus dynamique de l'exercice précédent.

❯ Placez uniquement l'avant du pied sur la marche. Propulsez-vous avec le pied du bas tout en donnant une impulsion avec votre plancher pelvien. **3** Hissez-vous. Si vos hanches dessinent spontanément un cercle à chaque pas que vous faites, c'est parfait.

❯ Si vous avez l'impression que quelque chose vous tire vers le haut, c'est que vous avez saisi le truc !

Step-up avec charge

Allez-y plus doucement si vous êtes chargée, que vous avez déjà un certain âge ou que vous vous sentez simplement fatiguée.

❯ Posez le pied à plat sur la marche. Transférez le poids de votre corps sur l'avant du pied et sentez la partie correspondante du plancher pelvien se contracter. **1**

❯ Intensifiez la contraction et servez-vous de la force ainsi produite pour vous hisser.

❯ Le pied du bas commence par suivre le mouvement sans rien faire, puis, par une flexion de la jambe, vient se placer sur la marche du dessus. Gardez le dos le plus droit possible, jusqu'à ce que vous soyez arrivée en haut.

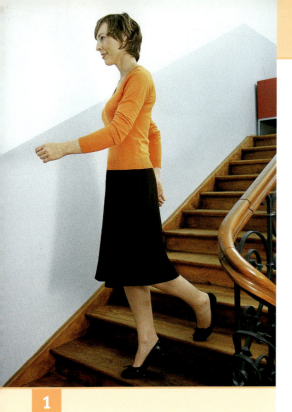

1

Step-down

Descendre les escaliers nous paraît être un jeu d'enfant. Ça n'en reste pas moins une épreuve pour notre plancher pelvien. À chaque réception, le seul poids du corps provoque un mouvement d'ensemble vers le bas, quelle que soit l'intensité de l'impact. Voici comment vous protéger efficacement :

> Contractez votre plancher pelvien assez fort de la première à la dernière marche et grandissez-vous le plus possible. Ainsi parée, vous pouvez descendre en marchant, en courant, en sautant – et en portant ce que vous voulez. Pour une descente souple et fluide, il est par ailleurs conseillé de pointer à chaque fois le

pied, comme pour aller chercher la marche. **1**

Porter

Porter ou transporter revient à se déplacer chargée. Et lorsqu'on accepte un coup de main de la part du plancher pelvien, la charge paraît beaucoup plus légère. Pour cela, il est important de placer cette dernière pour qu'elle se trouve dans l'axe de force.

Le mieux serait d'adopter le port sur la tête, car cela habitue le corps à rester parfaitement droit, à faire des mouvements vrillés, à se déplacer avec force et souplesse et à faire systématiquement appel au plancher pelvien. Malheureusement, cela n'est pas du tout dans nos mœurs.

Autre possibilité, socialement plus acceptable : le sac à dos avec sangle ventrale, qu'il est indispensable d'attacher en cas de charge lourde ou d'enfant, s'il s'agit d'un porte-bébé. Le sac à dos simple, préférable au sac en bandoulière, présente l'inconvénient de tirer sur les épaules. Tirer ou pousser la charge au lieu de la porter est tout à fait défendable, à condition d'aller chercher la force dans le bassin ! Si vous portez un sac à l'épaule ou à la main essayez, dans la mesure du possible, de répartir la charge des deux côtés en utilisant un deuxième sac. Le sac lourd porté unilatéralement, sans contrepoids, vient en dernière position sur liste des modes de transports envisageables !

La tête haute

Du temps de nos grands-mères, les jeunes filles travaillaient leur port en montant et descendant des escaliers avec une pile de livres en équilibre sur la tête. Pourquoi ne pas les imiter ? C'est ce que nous allons faire avec l'exercice qui suit, en commençant tout d'abord en terrain plat et uniquement en l'absence de tout problème de cervicales.

> ❯ Placez-vous debout, jambes légèrement fléchies, et posez quelque chose de pas trop lourd sur votre tête. L'objet doit être bien d'aplomb et placé de manière à ce que le sommet de la tête puisse rester dirigé vers le haut. Tenez-le d'une main. **2**

> ❯ Avancez tout en gardant l'objet sur la tête et sentez comme il vous « éduque ». Si vous marchez un peu trop brusquement ou si vous arrondissez le dos, cela se traduit immédiatement par une sensation désagréable dans la nuque. Si, au contraire, vous vous grandissez des pieds à la tête et que votre bassin, centre du mouvement, bouge en souplesse, la charge vous paraîtra très légère.

> ❯ Si vous le souhaitez, vous pouvez augmenter la difficulté : faites la même chose mais en montant et descendant des escaliers ou en slalomant entre des obstacles.

Au quotidien : À bras-le-corps ! Facilitez-vous la vie : quand vous avez quelque chose de lourd à porter, qu'il s'agisse d'un jeune enfant ou d'un sac de commissions, serrez-le le plus possible contre vous. Cela permet de mettre la charge en relation avec votre centre de gravité.

À chaque fois que vous déménagez, que vous faites de la peinture ou que vous jardinez, pensez à en enfiler des vêtements qui ne craignent rien, de manière à ne pas avoir peur de vous salir en serrant les seaux de peinture ou les pots de fleurs contre vous. De plus, vos enfants seront ravis de voir l'état dans lequel vous vous serez mise.

2

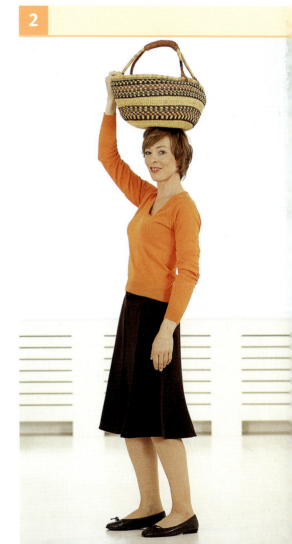

« COMMENT FAIRE… ? »

La redéfinition du quotidien met les habitudes sur la sellette, ouvre de nouvelles perspectives et fait surgir un certain nombre de questions, dont voici quelques-unes parmi les plus fréquentes.

Comment faire pour éviter de se baisser ? D'ailleurs arrondir le dos me fait parfois beaucoup de bien. Enrouler la colonne est un mouvement que les profs font souvent faire dans les salles de sport.

Il est impossible d'éviter totalement de se courber, et cela n'est pas non plus souhaitable. Il faut seulement éviter de le faire trop souvent, et surtout lorsqu'on porte une charge. Ce qui pose problème ce n'est pas le fait de descendre dos rond, c'est de remonter. Vous pouvez enrouler la colonne sans crainte, pourvu que vous remontiez de la même façon, c'est-à-dire en déroulant le dos vertèbre après vertèbre.

On ne peut quand même pas passer toute une journée assise sans s'adosser – dix minutes ça paraît déjà beaucoup !

Habituez-vous-y progressivement. Les exercices en posture assise dynamique sont en cela très utiles. Vos dorsaux vont se renforcer au fil du temps et vous tiendrez de plus en longtemps sans éprouver le besoin de vous adosser. Mais faites attention à ne pas vous surmener, car lorsqu'on reste assise longtemps dans la même position, on court le risque de se « figer », et cela est mauvais pour le dos. Le mieux est de changer le plus souvent possible de position (voir p. 87).

Je suis soigneuse animalière et les caisses de fourrage sont tellement volumineuses qu'il est impossible de les attraper correctement. Et je dois me débrouiller toute seule, car il n'y a généralement personne pour m'aider.

Dans ce cas, il n'y a qu'une seule chose à faire : contracter le plancher pelvien et tenir la caisse au mieux. Ne désespérez pas de trouver des solutions : commencer par faire basculer la caisse ou bien mettez des patins en dessous et tirez-la avec des sangles, ou encore utilisez un diable.

Que faut-il penser des chaussures MBT dont on entend actuellement beaucoup parler ?

Il s'agit d'une innovation qui va dans le bon sens. Elles permettent de marcher sur les sols durs sans en subir les conséquences néfastes. Comme le pied est davantage sollicité qu'avec des chaussures ordinaires et qu'on doit constamment faire un effort d'équilibre, le plancher pelvien s'active automatiquement. J'en ai moi-même une paire et j'en suis très contente, mais tout le monde ne les apprécie pas. Il faut essayer.

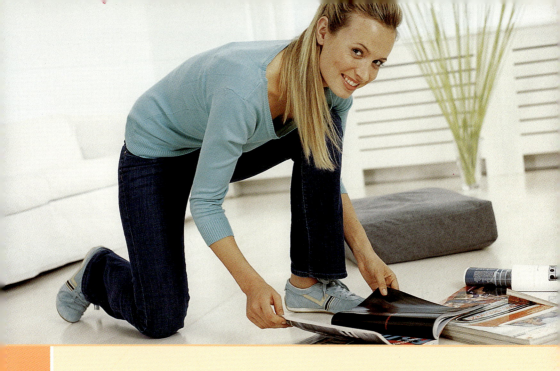

Sixième étape : transformer l'effort en plaisir

Considérer les tâches pénibles auxquelles on ne peut se soustraire comme autant d'occasions d'offrir à son corps l'exercice dont il a besoin est un excellent moyen pour tirer le meilleur parti des pires corvées.

Toute activité qui sollicite le corps convoque également le plancher pelvien. Lorsqu'on a goût à l'effort, on peut vraiment s'en donner à cœur joie. Mais cela n'est pas sans danger. Aussi trouverez-vous dans ce chapitre des consignes précises qui vous permettront de « bien travailler ».

Procédure immuable

❯ Utilisez sans restriction les principes moteurs de l'activation – autrement dit, faites travailler davantage vos muscles, quand bien même cela vous semblerait plus contraignant que les mouvements qu'on fait habituellement pour se ménager, et qui au bout du compte font plus de mal que de bien.

❯ Trouvez le bon levier pour abaisser votre centre de gravité au niveau du bassin.

❯ Inspirez profondément et, sur l'expiration, allez chercher la force dans votre bassin.

Cette procédure est immuable, qu'on soulève un arrosoir plein à ras bord, qu'on cherche à ouvrir un pot de confiture réfractaire ou qu'on perce un trou dans du béton.

Et lorsqu'elle sera devenue un réflexe vous serez étonnée de constater le nombre de choses que vous pouvez accomplir, peut-être pas les doigts dans le nez, mais en tout cas sans trop vous fatiguer et avec le sourire ! Cela ne se limite pas aux quelques exemples choisis ici, mais vaut pour toute chose un peu lourde se trouvant sur votre passage.

Évitez de vous arrondir !

Quand on arrondit le dos, le plancher pelvien se relâche automatiquement et l'énergie part à vau-l'eau. Le dos se retrouve seul à travailler, il n'y a plus aucune ergonomie et tout paraît peser des tonnes. On n'a plus qu'une chose en tête : se débarrasser au plus vite de la tâche à accomplir et ne plus avoir à y revenir. Seule une bonne posture permet d'avoir goût à l'effort !

Comment bien s'entraîner : exercez-vous utile. Pour cela, choisissez l'activité quotidienne qui vous paraît le plus devoir être corrigée : quelque chose qui vous fatigue anormalement. Une fois le moment venu d'accomplir la tâche en question, donnez-vous la peine de bien faire tous les gestes en activant volontairement votre plancher pelvien. Les premières fois, ça vous prendra un peu plus de temps qu'à l'accoutumée, mais tant pis !

Se baisser et soulever

Se baisser est un mouvement légitime que notre dos peut et doit faire, mais nous avons tendance à en abuser et à le faire de manière peu ergonomique. Le succès de ce geste est certainement dû au fait qu'il est le moyen le plus rapide et le plus simple d'atteindre quelque chose situé bas. Il est en effet beaucoup moins aisé de descendre à la verticale, dos droit. L'ennui c'est qu'il faut se relever, ce qui ne va pas sans poser problème, car notre buste n'est pas léger. Aussi faut-il apprendre à moins se baisser. Cela peut se faire par l'ergonomie, en plaçant plus haut les objets dont on a souvent besoin, et par le recours à des alternatives. Et lorsqu'on ne peut pas faire autrement, il faut le faire bien : votre plancher pelvien et votre dos vous en seront reconnaissants.

Priorité à l'ergonomie

Quand on est épuisée, le plancher pelvien cède facilement. Les recommandations suivantes vous éviteront les dépenses d'énergie inutiles.

Marcher plutôt que se baisser

Par ergonomie, on entend souvent rationalisation, c'est-à-dire réduction des mouvements. Or, il serait souhaitable pour le corps d'éviter les mouvements impliquant une mauvaise posture, et non les mouvements en général. Si on a le choix lorsqu'on étend le linge entre poser la corbeille au sol à côté de soi et la poser un peu plus loin à un endroit surélevé qui n'oblige pas à se baisser, il faut opter pour la deuxième solution.

Ne pas remonter

Quand vous avez plusieurs petits objets à ramasser, qu'il s'agisse des pièces d'un jeu de construction ou de fraises au potager, évitez de vous relever entre chaque.

> Genou à terre : déplacez-vous en avançant le pied de devant et en prenant appui sur une main. Le genou glisse en suivant le mouvement. **1**

> Accroupie, à genoux, assise sur un petit tabouret : à la maison ou au jardin, ces solutions évitent d'avoir à se baisser et à se relever à tout bout de champ. Voyez ce qui est le plus confortable.

Prendre appui sur la cuisse

Rien de plus simple et de plus efficace pour protéger son dos. Lorsqu'une personne âgée se baisse ainsi, comme c'est souvent le cas, cela paraît laborieux, mais, si l'on pense à activer son plancher pelvien, cet appui de fortune confère au contraire un côté dynamique et décontracté aux mouvements. Faites-en un réflexe.

Voici comment procéder :

> Tenez-vous d'une main à quelque chose,

> posez l'avant-bras (ou la main, voir p. 110/112) sur la cuisse **1** **2**

> puis plaquez le buste sur la cuisse **3**

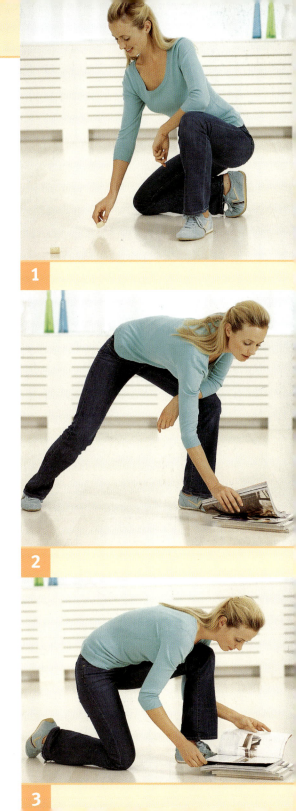

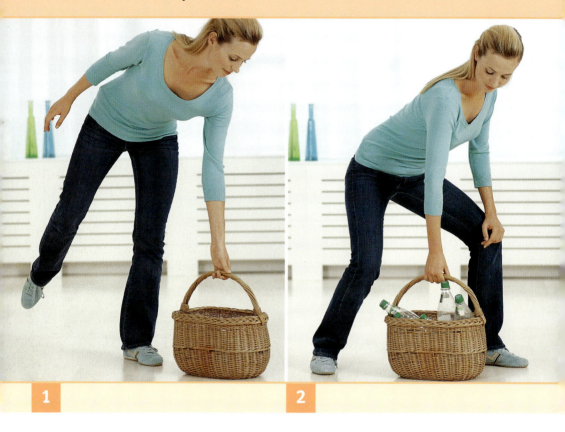

1

2

Au lieu de se baisser

Rapide et facile : l'équilibre sur un pied

L'équilibre sur un pied permet d'attraper les objets légers, avec aisance et élégance, quasiment sans s'arrêter. On peut notamment y avoir recours pour le rangement, mais aussi pour l'accomplissement de diverses petites tâches, comme retirer le compartiment à couverts du lave-vaisselle. Il convient, en revanche, moins bien lorsqu'il s'agit de soulever des objets lourds ou situés à ras du sol.

> Placez votre jambe gauche à environ une longueur de pied de l'objet que vous voulez soulever et saisissez celui-ci avec la main gauche, bras tendu. Le genou gauche se plie un peu et tout le côté droit du corps part vers l'arrière et le haut. Le dos peut ainsi rester bien droit. Veillez à ne pas envoyer la jambe trop haut vers l'arrière. 1

> Entraînez-vous aussi à l'équilibre sur l'autre jambe. On a généralement tendance à utiliser la jambe sur laquelle on se sent la plus forte, mais il est bon pour la coordination des mouvements de faire aussi travailler de temps en temps l'autre côté.

Un peu plus lourd : descendre le bassin

Descendre le bassin permet de soulever des objets relativement lourds, car ce mouvement donne de la force et de l'énergie. Contrairement à ce qui se passe lorsqu'on se baisse, le fait de descendre le bassin prépare les muscles à travailler. Et la remontée comporte beaucoup moins de risques de blessure puisque l'ensemble du corps est alors en tension.

> Placez-vous en grande fente de manière à ce que vos pieds forment un angle obtus avec l'objet à soulever.
> Fléchissez les genoux juste ce qu'il faut pour pouvoir saisir l'objet bras tendus. Puis, tout en contractant le plancher pelvien, descendez un peu plus les fesses. Le buste se penche sans s'arrondir.
> Ce mouvement peut parfaitement se combiner avec l'appui sur la cuisse. Si vos jambes sont assez écartées, vous pouvez ainsi atteindre facilement le sol. (p. 109-112)

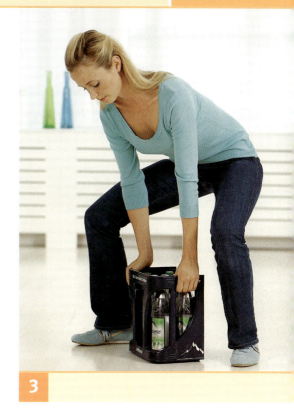

3

Soulever de grosses charges

À bras-le-corps

Ne vous rendez pas la tâche inutilement difficile. Plus vous prendrez les choses à bras-le-corps, moins l'effort sera grand, car l'effet de levier joue ainsi beaucoup plus. Pour cela, commencez par rapprocher la charge de votre corps :

> Placez-vous debout, jambes écartées : posture pas spécialement féminine, mais adaptée à la circonstance. **3**

> Transférez : pour une bonne statique, transférez à votre corps le centre de gravité de l'objet ou l'axe de rotation du levier.
> Montez la jambe : pour mieux vous rapprocher de la charge, vous pouvez dans certains cas – coffre de voiture, lit d'enfant… – mettre la jambe ou le genou.
> Amenez à vous : rien de plus simple. Il suffit de prendre appui, de tirer vers soi et de soulever.
> Transportez par étapes : en cas de trajet délicat, faites des poses de manière à ajuster votre posture.

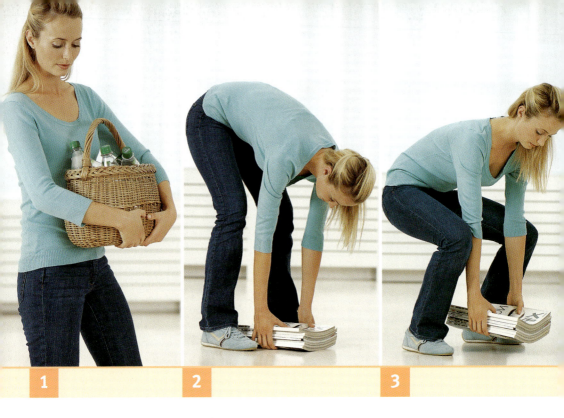

1 **2** **3**

Lentement mais sûrement

› Amenez la charge le plus près possible de votre corps. Pour cela, descendez le dos le plus droit possible et saisissez l'objet de manière à l'avoir bien en main.

› Résistez à l'envie de le soulever à la va-vite ! Inspirez profondément. Allongez votre dos, tirez votre coccyx vers le bas et l'avant et contractez très fort votre plancher pelvien (p. 111-113).

› Sur l'expiration, soulevez l'objet et serrez-le contre vous. **1**

Hisser vers le haut

Si vous devez attraper quelque chose de vraiment lourd à ras du sol, cela est possible, mais il faut y aller prudemment.

› Amenez votre corps le plus près possible de l'objet à soulever de terre. Si celui-ci est muni d'une poignée, vous pouvez l'attraper de face, mais aussi de côté. Enroulez complètement le dos vertèbre après vertèbre et saisissez la charge de manière à l'avoir bien en main. **2**

› Inspirez profondément. Sur l'expiration, fléchissez les jambes et faites un dos droit. Amenez la charge à l'aplomb du corps. Contractez très fort le plancher pelvien et commencez à soulever. **3**

› Vous devez avoir l'impression que la charge monte à l'intérieur de vous comme un ascenseur.

Si, en faisant ce mouvement, vous vous sentez forte et parvenez à garder votre plancher pelvien contracté tout du long, vous pouvez soulever sans risque des objets lourds. Si, en revanche, votre plancher pelvien a tendance à céder et que votre dos fait la grimace, évitez à l'avenir de vous attaquer à de telles charges.

S'entraîner en faisant le ménage

Les tâches ménagères sont des activités qui, bien que ne requérant pas énormément de force, peuvent s'avérer épuisantes. C'est notamment le cas quand on arrondit le dos et qu'on se crispe ou bien que, pour exercer une pression, on va chercher la force dans ses épaules. Or, non seulement tout cela est facilement

évitable, mais on peut faire des corvées ménagères une base toute trouvée pour l'entraînement du plancher pelvien. Et, peu importe que ça ait l'air un peu bizarre, puisqu'en général il n'y a personne pour nous regarder lorsque nous faisons le ménage.

Passer l'aspirateur

En y mettant plus d'énergie, aspirer votre appartement deviendra un plaisir.

> Aux abords des meubles, placez-vous en grande fente. Cela accroît la mobilité. **4**
> Sur les surfaces dégagées, faites des mouvements vrillés : votre dos appréciera.
> Quand vous passez l'aspirateur sous une chaise ou une armoire, évitez d'arrondir le dos. Descendez plutôt votre bassin. **5**

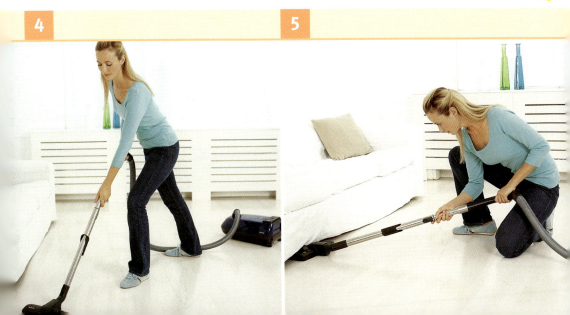

4 **5**

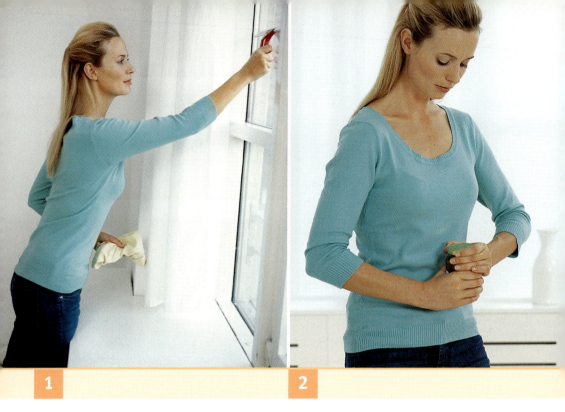

1

2

Faire les carreaux

Les instructions suivantes valent pour toutes les activités dans lesquelles on exerce une pression sur des objets offrant une résistance. En ce qui concerne les tâches ménagères, ce peut être le récurage des casseroles, le râpage des carottes, la conduite d'un cadi de supermarché, le percement de trous dans un mur, la tonte de la pelouse ou le nettoyage des vitres. Le principe est toujours le même. Il suffit d'y penser.

> Placez-vous en fente, cherchez l'axe de force (p. 81) et suivez-le avec souplesse. 1
> Activez le plancher pelvien et ancrez-vous dans le sol à chaque pression exercée.

Ouvrir des bocaux

Cette action, de même que l'essorage à la main ou l'utilisation d'un tournevis, requiert un effort ponctuel et intense. En vous aidant du plancher pelvien, vous parviendrez facilement à rassembler la force nécessaire.

> Serrez le bocal contre vous. Gardez les épaules basses et inspirez profondément.
> Sur l'expiration, contractez très fort votre plancher pelvien et laissez la force monter comme une vague. Concentrez-vous sur le point de résistance du couvercle. 2
> Si, sur la fin de l'expiration, le bocal n'est toujours pas ouvert, restez détendue et recommencez la procédure.

Les jeunes mamans travaillent dur

Les femmes ne portent jamais autant que lorsqu'elles ont un enfant en bas âge et jamais porter ne fatigue autant. Car, d'une part, le plancher pelvien a été affaibli par l'accouchement et, d'autre part, lorsqu'on est avec son bébé, on a automatiquement tendance à arrondir le dos, ce qui achève de priver le plancher pelvien de répondant. La tendre sollicitude ouvre le corps et favorise les postures relâchées. Toute l'attention se porte sur l'enfant, et personne ne s'en plaindra ! Mais ce manque d'attention prêtée à elles-mêmes n'en reste pas moins dommageable pour les jeunes mamans qui, pour peu que s'y ajoutent des troubles du sommeil et un stress psychique, se retrouvent souvent au bord de l'épuisement complet.

Les dangers : table à langer, lit à barreaux, siège auto

Ces accessoires obligent à se baisser, se pencher et rester dos courbé tout en faisant trente-six choses, sans même pouvoir se tenir.

❯ Il faut impérativement se placer en fente. On arrive souvent mieux à s'approcher en se mettant un peu de profil ou si l'on n'a pas de main libre pour se tenir, en penchant l'ensemble du buste à partir de la taille. On peut aussi monter dans la voiture avec une jambe et poser le buste sur la cuisse.

« Maman, porte-moi ! »

Quand il s'agit de soulever un jeune enfant, on peut légitimement le considérer, aussi mignon soit-il, comme un paquet à manier avec précaution.

❯ Bizarrement, beaucoup de mères ne prennent pas leur enfant à bras-le-corps lorsqu'elles le soulèvent – alors que cela faciliterait grandement les choses, surtout si l'on contracte bien le plancher pelvien et qu'on soulève sur l'expiration.

❯ On peut aussi agir en deux temps : mettre un genou à terre et poser l'enfant sur la cuisse, puis, dans un second temps, remonter, dos bien droit et redressé en tenant le petit contre soi.

❯ Mais prendre son enfant dans les bras est-il toujours nécessaire ? Souvent on le fait pour avoir la paix, alors qu'il suffirait, pour le calmer, de se mettre à hauteur d'yeux en posant un genou à terre.

Porter des objets encombrants

Monter ou descendre l'escalier en portant un panier de linge, des paquets de couches-culottes ou une poussette à bout de bras, sont autant de situations à risque, car on a alors tendance à arrondir le dos. S'il n'y a personne pour vous donner un coup de main, voyez d'abord s'il ne serait pas possible de tenir l'objet de manière à pouvoir garder le dos droit. Si vous ne pouvez pas faire autrement que d'arrondir le dos, il faut absolument veiller à garder le plancher pelvien fermement contracté tout du long.

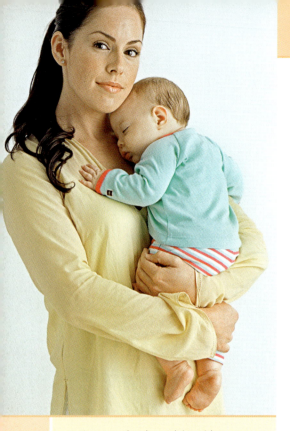

> Activer son plancher pelvien aide à soulever et porter durant la maternité.

> Prendre le temps de serrer contre soi et l'enfant et le sac, contracter fort le plancher pelvien et monter lentement en ne relâchant la contraction qu'une fois arrivée en haut.

> Si votre enfant est capable de monter seul, mais qu'il n'en a pas envie, utilisez votre force de persuasion. Cela prendra peut-être un plus de temps, mais c'est la meilleure solution, d'autant que beaucoup d'enfants se dépensent trop peu.

Les côtés positifs

Merveilleux allaitement

Il n'y a pas de meilleure occasion que la maternité pour s'arrondir et s'abandonner aux sentiments tendres. Prenez tout votre temps, savourez, détendez-vous et blottissez-vous.

Double difficulté

Vous êtes en bas de l'escalier de votre immeuble avec, d'un côté, votre enfant qui pleure et veut que vous le preniez dans vos bras et, de l'autre, un sac de courses encombrant que vous devez également monter jusqu'au troisième étage. Vous pouvez bien sûr serrer les dents et acheminer l'ensemble tant bien que mal, mais il y a beaucoup mieux :

> Faire deux voyages – laisser les courses en bas et commencer par l'enfant.

Observation

Prenez exemple sur votre enfant. Notamment en le regardant se mouvoir ! Essayez de faire pareil. Et si cela vous permet de passer plus de temps par terre, ce sera tout bénéfice pour votre souplesse.

Jeux de mouvements

Jouez avec votre enfant ! Profitez de l'occasion pour vous laisser aller sans chipoter. Savourez le plaisir de folâtrer, et essayez les jouets qui n'existaient pas dans votre enfance !

AUTOUR DE LA GROSSESSE ET DE L'ACCOUCHEMENT

Le plancher pelvien est le groupe musculaire le plus important pour tout ce qui touche la grossesse et l'accouchement. Voici quelques questions parmi les plus fréquentes :

Ma fille est née il y a un an. J'ai été un peu négligente en ce qui concerne la rééducation périnéale. Que puis-je faire à présent ? Peut-on rattraper le temps perdu, ou bien est-ce trop tard ?

D'après une étude récente, le laps de temps écoulé entre l'accouchement et le début de la rééducation n'aurait pas d'incidence réelle sur l'incontinence – le principal étant qu'on s'y mette. Mais, puisqu'il faut le faire, autant commencer le plus tôt possible. Cela donne plus de force pour s'acquitter des tâches quotidiennes, nombreuses en période de maternité. Et chaque année d'entraînement du plancher pelvien effectuée avant la ménopause compte double.

Lors de mon dernier accouchement, j'ai subi une épisiotomie profonde. Quelles conséquences cela risque-t-il d'avoir ?

Il est difficile de répondre à cette question dans l'absolu. Il arrive, dans de rares cas, qu'il y ait des séquelles qu'aucun entraînement ne peut faire disparaître. Dans tous les cas, il se forme un tissu cicatriciel qui peut éventuellement gêner le fonctionnement du plancher pelvien. La plupart des femmes ayant subi une épisiotomie ou ayant été victimes d'une déchirure périnéale retrouvent l'usage complet de leur plancher pelvien, même si cela leur demande un peu plus de travail que si ce n'avait pas été le cas.

Je suis enceinte de quatre mois. Est-il bon de commencer dès maintenant les exercices pour le plancher pelvien en prévision de l'accouchement ? Ou faut-il au contraire se méfier ?

Je déconseille les exercices de renforcement ciblé. Par contre plus tôt vous apprendrez à connaître votre plancher pelvien, mieux ce sera, car un travail considérable l'attend. Pendant neuf mois, il doit supporter une charge croissante et se contracter à chaque pression venant du haut afin de ne pas céder. Et, lors de l'accouchement, c'est tout le contraire. Alors que la pression est maximale, le plancher pelvien doit se relâcher le plus possible – condition sine qua non pour une délivrance spontanée sans problème. La capacité de relâchement musculaire en phase d'ouverture du col et la bonne mobilité du bassin diminuent le risque de traumatismes obstétricaux. Et tout ce que vous ferez pour votre plancher pelvien avant l'accouchement vous donnera une longueur d'avance en ce qui concerne la rééducation périnéale.

Jardiner dans les règles

En appliquant les « principes d'activation » de manière cohérente, vous pourrez vous acquitter de presque toutes les tâches « pénibles » en prenant plaisir à l'effort. Certaines activités toutefois échappent à cette règle. Bêcher, par exemple, est et reste éprouvant pour le dos. Il faut, dans ces cas-là, que vous soyez particulièrement à l'écoute de votre corps et que vous arrêtiez dès les premiers signes de fatigue. D'autres gestes, à l'inverse, paraissent extrêmement éprouvants à voir comme ça, alors qu'il n'y a en fait rien de plus aisé, pour peu qu'on ait la bonne technique. Dans la plupart des travaux de jardinage, trouver le bon levier fait toute la différence. La position de fente est également essentielle. Restez en contact permanent avec votre plancher pelvien et votre dos. Une fois ces quelques règles intériorisées, le jardinage est une source prodigieuse de détente et de ressourcement.

Ratissage, balayage

> Placez-vous en fente et transférez le poids de votre corps sur la jambe avant. Ratissez la terre vers vous en veillant à garder le dos bien droit et restez dans l'axe de force. Pour retirer des feuilles ou de la poussière avec un râteau, amenez-les vers vous et faites-les passer sur le côté en faisant un mouvement vrillé souple. Vous balayez donc en arcs de cercle légers et dynamiques. Changez régulièrement de côté.

> Pensez à bien activer votre plancher pelvien à chaque fois que vous exercez une pression.

Bêchage, creusement, déblaiement

> Toujours en fente. Restez bien droite lorsque vous enfoncez la bêche en appuyant avec le pied. Écartez un peu plus les pieds et poussez d'une main le manche vers l'avant. L'autre main reste en arrière du corps. Le dos reste bien droit. L'axe de rotation du levier doit être proche du corps.

> En cas de pelletées très lourdes (neige !), le mieux est de poser le manche de la pelle sur le genou. Le contenu ne doit pas être jeté, mais amené par un mouvement contrôlé jusqu'à son lieu de destination, puis déversé.

Coupe de bois

> La coupe du bois requiert une concentration de tous les instants, mais son ergonomie est assez simple. Placez-vous jambes écartées et légèrement fléchies, les deux pieds au même niveau.

> Sur une inspiration, levez la hache au-dessus de votre tête. Restez un instant immobile.

> Contractez le plancher pelvien et, sur l'expiration, laissez retomber la lame sur la bûche. La contraction doit être son maximum au moment de l'impact.

Plancher pelvien et sport

D'une manière générale plus la capacité du plancher pelvien à se contracter est grande, meilleures sont les performances sportives.

❯ Les secousses et l'augmentation importante de la pression intra-abdominale mettent le plancher pelvien à rude épreuve.

❯ Le travail de coordination et l'effort physique modéré sont très bénéfiques.

Plus l'effort est intense...

... plus le plancher pelvien doit participer ! À vous de juger de ce à quoi vous devez être attentive :

❯ Si votre plancher pelvien est un peu faible et que vous pratiquez un sport impliquant beaucoup d'impacts, il faut absolument que vous fassiez très attention à la technique, et que vous gardiez le plancher pelvien contracté, cela afin de le protéger. Si vous y arrivez sans trop de mal, votre entraînement n'en sera que plus efficace. Sinon, mieux vaut choisir une discipline plus douce.

❯ Il existe des sports peu violents et pour la pratique desquels on ne peut pas faire autrement que d'utiliser correctement son plancher pelvien. Ils sont naturellement très indiqués.

❯ Enfin, il y a aussi des sports qui peuvent être bons ou mauvais pour le plancher pelvien, selon la façon dont on les pratique. Le savoir faire est ici un facteur déterminant.

Les disciplines les plus courantes

Les principes moteurs de l'activation exposés en détail dans cet ouvrage devraient vous aider à mieux évaluer le rapport bénéfices/risques des différentes activités sportives et types d'entraînement du point de vue du plancher pelvien et les pratiquer de manière optimale. Voici quelques recommandations concernant les disciplines les plus courantes.

Jogging

Activité à risque pour les planchers pelviens affaiblis ! Évitez les grandes enjambées et les sauts et privilégiez les sols meubles, résilients et variés. Abaissez votre centre de gravité (voir p. 71) et développez votre course à partir de la marche accélérée. Attaquez le sol avec le centre du talon et déroulez la plante jusqu'à la base du gros orteil. Le plancher pelvien doit participer activement à la progression.

Marche nordique

Sport idéal pour le plancher pelvien. En vous servant des bâtons activement et dans les règles, le mouvement opposé du bassin et des épaules et la sollicitation de toute la chaîne dorsale sont très bénéfiques pour la constitution générale et le plancher pelvien. L'un de ses nombreux avantages est qu'on peut la pratiquer partout et tout le temps. Elle est donc particulièrement adaptée à l'entraînement quotidien.

Marche rapide, rando, trekking

La marche rapide, sans bâtons, appelle une certaine vigilance. Il faut notamment veiller à ne pas attaquer le sol de manière trop brusque. En outre, le mouvement opposé des hanches et des épaules n'est pas soutenu, comme c'est le cas en marche nordique du fait des bâtons. En montée, le plancher pelvien se contracte automatiquement en raison de l'intensification de l'effort. En revanche, dans la descente, il a tendance à se relâcher. Il faut donc veiller à ne pas se laisser emporter par le mouvement et à bien contracter le plancher pelvien. Vos articulations et ce dernier vous en seront reconnaissants.

Roller, patin à glace, ski de fond

Ces disciplines peuvent difficilement nuire au plancher pelvien, puisque pour avancer il faut impérativement enfoncer les pieds dans le sol, et cela provoque automatiquement la contraction du plancher pelvien. Les impacts sont négligeables et le mouvement opposé, bénéfique, des hanches et des épaules est quasiment inévitable.

Vélo

Redressez-vous et placez les mains sur le guidon sans serrer. Ne rentrez pas la tête dans les épaules. Gardez le dos bien droit. Contractez le plancher pelvien sur les phases de poussée et de pression. Cela vous assurera un bon coup de pédale, vous permettra de garder le sourire sur la distance, et vous protégera en cas de secousses.

Natation

Très recommandée. Absence totale d'impacts et sollicitation de tous les muscles.

Tennis et squash, sports de ballon avec beaucoup de déplacements

Comme on n'a pas le temps de penser à son plancher pelvien, il doit tout faire, ce qui, étant donné les arrêts brusques et les coups, n'est pas une mince affaire.

Musculation sur appareils

Pour chaque muscle, il existe un appareil spécifique, à part bien sûr pour le plancher pelvien. Mais presque tous les appareils peuvent être utilisés avec participation active du plancher pelvien, ce qui constitue pour lui un excellent entraînement.

Trampoline

Le trampoline, y compris le mini-trampoline, provoque une augmentation insoupçonnée de la pression intra-abdominale, surtout quand on fait de grands sauts jambes écartées. Mieux vaut faire des petits sauts en position de fente ou bien courir sur place.

Escalade, ski alpin, volley, tennis de table, sports de combat

Ces disciplines peuvent comporter pas mal d'impacts, mais elles exigent une telle coordination des mouvements que cela suffit généralement à réveiller le plancher pelvien. Prêtez-y attention et cherchez à intensifier cet effet.

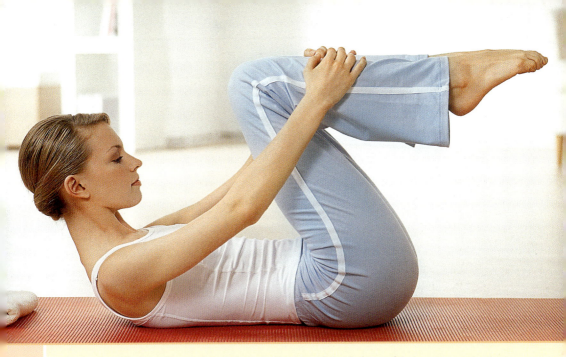

Quel que soit le sport, pensez à activer votre plancher pelvien à chaque fois que vous contractez les abdominaux, afin d'opposer une résistance à la pression.

Aérobic, préparation au ski, saut à l'élastique, culture physique

Plus il y a de sauts, plus il faut être vigilante. Les sauts pieds écartés devraient être réservés aux hommes. Pour les femmes, mieux vaut sauter en position de fente. Sinon, avec la connaissance que vous avez acquise grâce à ce livre, toutes les formes de gymnastique peuvent être pour vous l'occasion d'entraîner votre plancher pelvien.

Pilates

Excellent entraînement, car le « Power-house », base de tous les exercices Pilates, oblige à contracter le plancher pelvien. Mais il faut éviter de forcer, et veiller à ne pas faire pression avec les abdos.

Yoga

Les profs de yoga s'intéressent de plus en plus au plancher pelvien, et le Mula Bandha, qui peut se pratiquer en même temps que la plupart des asanas, n'est rien d'autre qu'une contraction soutenue de la région du périnée. Vous pouvez le faire, même sans que votre prof vous le demande. Vos postures n'en seront que meilleures.

Aikido, Tai Chi, Qi Gong, Feldenkrais

Ces disciplines sont excellentes pour le corps et le mental. En utilisant activement votre plancher pelvien, même si cela n'est pas explicitement demandé, vous en tirerez encore plus de bénéfices.

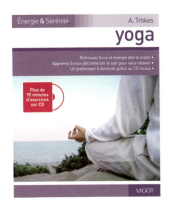
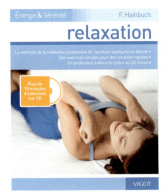
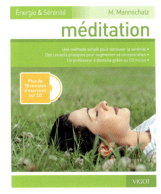
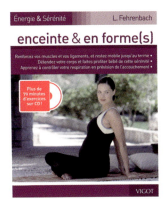
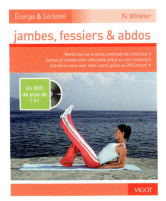
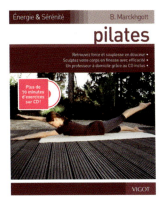

Index

Le nom des exercices est en italique

À *bras-le-corps 111*
À vos marques, prêt, partez! 99
Abaissement du centre de gravité 71, 72
Abdos, pression des – 17, 26, 43, 54
Accouchement 31, 42, 117
Accroupie, relaxation – 63
« Activer son plancher pelvien » 52
Adénome 44
Aérobic 121
Aïkido 121
Angermund, Almuth 18
Aplomb 92 et suiv.
Appui sur la cuisse 109
Appui sur un talon 27
Ascenseur pour le sous-sol 56
Aspirateur, passer l'– 113
Axe de force 81

Baisser, se – 106, 108 et suiv.
Balayage 118
Bascule du bassin 52-53
Bassin porte, le – 73
Bassin, bascule du – 52-53
Bassin, descendre le – 111
Bassin, mouvements du – 101
Bébé 115-116
Bêchage 118
Biofeedback 21
Boule en or 71
Boules de geishas 21

Café 21
Cambrure 16
Cambrure, corriger la – 54
Carreaux, faire les – 114
Centre moteur 10, 23
Centre de gravité, abaissement du – 71-72
Cercles avec les genoux 93
Chaînes musculaires 10, 40, 49, 70, 76, 81, 102
Chaussures 98
Chaussures MBT 106
Chevauchée sur chaise 88

Circumductions de la hanche 101
Combustion des graisses 27
Comme une danseuse 80
Comportement mictionnel, reprogrammation du – 21, 43
Cônes vaginaux 21
Confort 24-25, 26-27
Contraction isométrique 92
Contractures 21, 45
Coordination 10, 33, 119
Corps, maîtrise du – 15
Corriger la cambrure 54
Coupe de bois 118
Courir 32-33, 41, 97 et suiv.
Culture physique 121

Danse du tabouret 77
Déblaiement 118
Déchirure périnéale 14, 117
Déconfortabilisation 26-27
Démarche 17, 23, 32-33, 37, 97, 98
Développé vrillé 82
Diaphragme 38
Discipline 30
Dos 15, 22, 27, 43-44, 52, 108, 109, 115
Dos rond/dos plat 68
Durée des exercices 42, 45

Effets 9, 27, 31
Effort 9 et suiv.
Effort physique, goût à l'– 29, 45, 59, 98, 107, 108, 118
Électrostimulation 21
Élévation du bassin 64, 112
Énergie 11-12, 36, 42
Énergie vitale 11-12, 36
Énergie, avec un peu plus d'– 100
Entraînement, recommandations pour l'– 40 et suiv., 49, 59, 69, 71, 88, 108
Équilibre 33, 83 et suiv., 110
Équilibre sur une jambe 83, 95, 110
Ergonomie, priorité à l'– 108
Escalade 120
Escaliers 102 et suiv.
Et voici! 90
Éternuements 17, 20, 39, 83
Étirement en opposition 68
Évolution 24

Exercices, durée des – 42, 45
Exploration plan par plan 50-51, 60 et suiv.

Façon western 93
Fente, position de – 78 et suiv., 95
Feuille de route 40-41
Force 10, 17, 40, 42, 58
    Axe de – 81
    Vagues de – 76
Fuites urinaires 5, 9, 44
Funambule 85

Gainage parfait 66
Genou à terre 109
Grognez! 54
Grossesse 9, 31, 42, 117

Hanche, circumductions de la – 101
Hanches, ouverture/fermeture des – 62
Hara 10
Hommes 13, 22, 41, 43-44
Force musculaire plutôt que prise d'élan 74-75
Incontinence 9, 18 et suiv., 31, 43-44, 117
Intégration 30 et suiv., 41-42

Jambes, secousses des – 66
Jardinage 118
Jogging 119
Lentement c'est mieux 112

Maintien 9, 12, 15 et suiv., 25, 108
Maîtrise du corps 15
Maman, porte-moi! 115
Mamans, jeunes – 31, 42, 115 et suiv.
Marche murale 62
Marche nordique 119
Marcher 32-33, 41, 97 et suiv., 99-100
Marcher plutôt que se baisser 108
Massage de l'intérieur des jambes 57
Matériel 21, 45
Ménage 34
Ménopause 9, 13, 19, 27, 31

Mini-trampoline 120
Mobilité du bassin 52
Motivation 30
Mouvement, centre du – 15, 24, 128
Mouvements 9 et suiv., 24, 30, 33-34, 40
    Apprendre les – 27-28
    de très faibles amplitudes 87
Mouvements vrillés 82-83
Mula Bandha 11
Muscles
    accessoires 49
    du plancher pelvien 8 et suiv.
Musculation sur appareils 120

Natation 120
Ne pas remonter 109

Objectifs 9, 27
Objets encombrants, porter des – 115
Œstrogène 13, 19
Opération 18, 19
Organes pelviens 15
Ouverture/fermeture des hanches 62
Ouvrir des bocaux 114

Paresse 24-25
Patin à glace 120
Pendule 78
Perception 29, 34, 40, 48
Pieds nus 100
Pieds, travail des – 76
Pilates 10, 121
Plancher pelvien, renforcement du – 9
Plans musculaires 13 et suiv., 49, 50-51, 60 et suiv.
Pointe des fesses 15
Porter 42, 90, 104-105, 106, 115
Position assise 40, 76, 86-87, 88 et suiv., 106
    de base 50
Position debout 40, 76, 86 et suiv., 92 et suiv.
Position du bassin 16
Pousser les murs 81
Pression des abdos 17, 26, 43, 54, 55
Pression des talons 27

Pression intra-abdominale 16 et suiv., 20, 25, 39, 49, 87, 102
Principes moteurs de l'activation 28, 29, 40-41, 70 et suiv., 98, 107
Prolapsus 17, 19, 25, 31, 35, 43
    utérin 20
Prise d'élan 74
Prostate 15, 22, 43-44
Protection hormonale 13, 19
Psychisme, effets sur le – 12, 27
Puissance sexuelle 22, 43-44

Qi Gong 10, 121
Questions récurrentes 69, 106, 117

Raclements de gorge 17, 39
Randonnée 120
Ratissage et balayage 118
Recommandations pour l'entraî-nement 40 et suiv., 49, 59, 69, 71, 88, 108
Rectum 18
Rééducation périnéale 9, 31, 42, 117
Relâcher la pression des abdos 55
Relaxation 9, 16, 34 et suiv., 56-57, 60, 63, 66
Relaxation accroupie 63
Renforcement du plancher pel-vien 9
Renforcement musculaire 26, 58 et suiv.
Respiration 20, 38 et suiv., 81, 107
Ressenti 28-29
Rire 39
Roller en ligne 120
Rouler sans heurts 101-102
Rumba du repassage 96

Sac à dos 104
Sauts 121
Se grandir au maximum 94
Secouer, se – 66
Secousses 17, 20, 119
Sentiments réprimés 37
Sexualité 9, 11-12, 27, 37, 69
Ski 10, 120
    Préparation au – 121
Sol 33, 76 et suiv.

Sommeil 36-37
Soulever 35, 40, 74, 90, 108 et suiv., 115
Sphincters 14, 51
Sport 11, 16, 22, 119 et suiv.
Sports de ballon 120
Sports de combat 120
Squash 120
Surmenage 33 et suiv.
Syndrome prémenstruel 27

Table à deux pieds 64
Table à langer 115
Tai Chi 10, 121
Tai Chi, comme en – 79
Talon, appui sur un – 60
Talons, pression des – 60
Tango de la chaise de bureau 89
Tapotis 60
Tennis 120
Tennis de table 120
Tension de base 33, 40, 70
Tensions 17, 22, 25, 35, 56, 60
Terrain scabreux 33
Tête haute 105
Tonus musculaire 25, 33, 56
Toux 17, 20, 39, 83
Trampoline 17, 120
Travail physique 34-35, 41, 107 et suiv.
Trekking 120
Troubles 9-10, 19 et suiv., 27, 43-44
Tubérosités ischiatiques 15

Urètre 15
Urgence mictionnelle 20-21
« Utilisation conforme » 22

Vagin 15
Vagues de force 76
Varices 24
Vélo 120
Ventre, force venant du – 72
Verticalité 74
Vessie 9, 14, 18 et suiv., 31, 43-44, 117
Villinger, Thomas 31
Vitalité 9, 27
Volley 120

Yoga 10-11, 121

À propos de l'auteur

Margit Rüdiger est, depuis de nombreuses années, journaliste et auteur dans les domaines de la santé et de la remise en forme. Elle écrit notamment pour des magazines tels que *Vogue, Elle* ou *InStyle.* Elle a déjà publié plusieurs guides pratiques sur la beauté et fait régulièrement de la musculation.

Coordonnées de l'auteur

Praxis für Körpertherapie
Irene Lang-Reeves
info@lang-reeves.de
www.lang-reeves.de (en allemand)

Remerciements

Je tiens à remercier toutes les personnes grâce à qui j'ai appris – mes patientes, mes élèves, mes collègues, mon professeur d'aïkido et Mère Nature, ainsi que toutes celles et ceux qui m'ont soutenue par leurs encouragements, leur collaboration et leur affection.

Avertissement

Les conseils, informations et enseignements contenus dans le présent ouvrage sont le fruit de l'expérience de l'auteur, et ils ont tous été soigneusement mis en pratique et vérifiés. Toutefois, toute forme d'exercice présente certains risques. L'auteur et l'éditeur avertissent qu'il appartient au lecteur de prendre ses responsabilités en matière de sécurité et de connaissance de ses limites. Avant de commencer les programmes et exercices de cet ouvrage, veillez à ce que votre équipement soit en bon état, et ne prenez aucun risque qui relèverait d'un niveau d'expérience, d'aptitude, d'entraînement ou de forme physique supérieurs aux vôtres. Comme pour toute forme d'exercice, il est conseillé d'avoir l'aval de son médecin avant de commencer.

Crédits photographiques

Photographies : Martin Wagenhan
Sauf : page 38, Corbis ; page 23, 116, Getty ; page 32, L. Lenz (GU-Archiv), 121, T. Roch (GU-Archiv) ; quatrième de couverture, page 43, Nikolas Olonetzky.
Illustrations : Nike Schenkl, Caputh

Merci aux sociétés IKEA, Scarpe e moda et Sport Scheck qui ont eu l'amabilité de mettre à la disposition de nos équipes de photographes vêtements et mobilier.

Traduit de l'allemand par Manuel Boghossian

Principe de maquette : independent Medien-Design, Claudia Hautkappe
Adaptation et mise en page : Exegraph
Couverture : Sylvie Milliet

Pour l'édition originale parue sous le titre *Beckenboden :*
© 2007, Gräfe und Unzer Verlag GmbH, Munich GU
Pour la présente édition :
© 2008, Éditions Vigot, 23, rue de l'École de médecine, 75006 Paris
ISBN : 978-2-7114-1935-7
Dépôt légal : janvier 2008
Achevé d'imprimer par MKT en Slovénie.

L'essentiel
en un clin d'œil

FORCE ET DYNAMISME VENUS DU CENTRE DU CORPS

Le plancher pelvien est le centre moteur du corps. En prenant l'habitude de l'activer, vous vous faciliterez grandement la vie. La participation active du plancher pelvien signifie plus d'énergie dans tous les domaines – aux plans corporel, psychique et intellectuel.

Lorsqu'on se redresse par un mouvement venant de l'intérieur, on se tient différemment, on est plus éveillée et plus gaie. Dans les tâches physiques, on est plus efficace et plus détendue, on « cartonne » davantage en sport et l'on se détend plus facilement et plus profondément. On prend plus de plaisir à bouger – et c'est tout bénéfice pour le corps.

Tout cela est à portée de main : il suffit d'ouvrir la malle au trésor sur laquelle vous êtes assise.

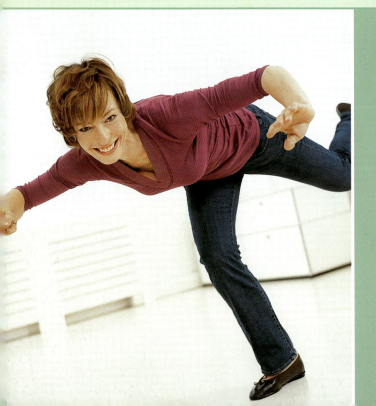

PLANCHER PELVIEN POUR TOUS !

Tout le monde comprend l'intérêt qu'il y a à avoir un centre moteur tonique et vigoureux. Aussi, faire travailler ce groupe de muscles est une chose absolument primordiale, qu'on soit une femme ou un homme, jeune ou moins jeune, qu'on ait des problèmes de dos ou qu'on n'en ait pas, qu'on soit enceinte, sportive ou débordée de travail. En revanche, tous les exercices ne conviennent pas à tout le monde. Ce guide vous permet d'adapter l'entraînement à vos besoins.